40代女子のための“魔法の習慣”

～10歳若く見えるために～

ソフィーエステティック 代表 伊勢田愛

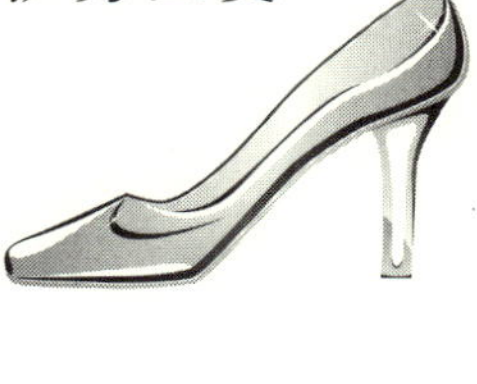

彩図社

はじめに

私はエステティシャンとして、さまざまな年齢の女性に顔と体のトリートメントを行い、美容やダイエットのための日常生活の過ごし方のアドバイスをしています。また、エステサロンの経営に携わり、技術者向けのセミナーを行ってきました。

いろいろな年齢のお客様の体の変化を見てきた経験と、50歳を迎える自分自身の経験から、**40代の過ごし方が美容と健康の面からとても重要**だということを感じるようになりました。

最近は美容と健康の情報を手に入れやすくなっていますので、40歳くらいまではあまり大きな差はなく、年齢より若く見える方も多くいらっしゃいます。

しかし40歳を超えると、体力が落ちて、体形は崩れ、肌も衰えを感じるようになります。着実に年相応の体になってしまいます。

そんな中、私は、40代の10年間、体重を維持して、体脂肪は18％以下を保つことができています。

さらに50歳を過ぎて更年期を迎えましたが、「顔や体がほてる」「いらいらする」「気分が落ち込む」「むくむ」「太る」などの症状が驚くほど軽く済んでいます。

また、肌の乾燥は気にならなくなり、しみも薄くなりました。生活を改善したおかげで、体も肌も健康になりました。

40代から50代になったのに、老化が進むどころか若返るなんて、まるで〝魔法〟のようですよね。これにはカラクリがあります。40代の間に「ちょっとしたこと」を積み重ねた結果なのです。

この本ではその「ちょっとしたこと」を紹介しています。少しずつでも試してみてください。それをどんどん積み重ねていくと〝習慣〟になっていきます。

そしてこの習慣を続けていくと、あなたも魔法使いのように、**人生の後半を体形を維持して美しく健康に過ごすことができる**ようになるはずです。

ココ・シャネルの言葉にあります。「20歳の顔は自然の贈り物。50歳の顔はあなたの功績」。50歳のあなたは、あなたがつくります。

40代女子のための“魔法の習慣”Contents

chapter4 運動と呼吸の習慣

chapter5 生活の習慣

chapter1 心の習慣

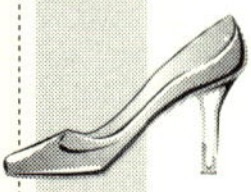

"魔法の習慣" No.01

自分のために少しだけ時間を使ってみよう

時間は誰のもとにも平等に流れます。スリムできれいなあの人にも、ちょっと太目のあの人にも、1日は24時間、1年は365日。どんな人でも同じ長さです。

この時間をどのように過ごすかが、人生を大きく左右します。

女性の平均寿命は86歳を超えました。人生86年、この時間の中で、40代は体が大きく変わる時期です。私自身も40歳を迎えてから、体の変化をひしひしと感じてきました。

歳をとることは止められませんので、体が衰えていくことは仕方のないことです。

でも、嘆くばかりではなく、**自分の体と向き合って、少しでも努力をしていくと、衰えるスピードを遅くすることができます。**

5年後、10年後の自分を変えることができるのです。

1日は24時間あります。自分の体のために、少しだけでも時間を使ってみましょう。

少しの努力で大きな結果をだすことを習慣にすれば、あなたの体は見違えるほど美しくなります。

"魔法の習慣" No.02

眼を開いて「わくわく」しよう

5年後、10年後の自分を変えるために、まずしていただきたいことは、**「わくわくすること」**です。

今まで40年以上生きてきました。

自分の良いところも悪いところもなんとなくわかっています。

自分の得意なことも不得意なことも概ね把握し、いやなことは避けて通ろうとしてしまいます。避ける方法も身につけています。

このように、40代女子はついつい楽なお決まりの方向に流されがちですね。

でも、少し変わってみましょう。

高校を卒業して、社会人になったり、大学生になったりして新しい生活に入ったころの気持ちを思い出してみましょう。

新しい生活には、想像もつかない楽しいことが待っていそうでわくわくしましたよね。眼も輝いていました。そして今より大きく開いていたはず。

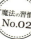

少し眼を大きく開けて、きれいで健康になった新しい自分を想像してわくわくしてください。

物理的にも目を開くと目の周りの筋肉が動きます。

また視野も広くなり、周りの景色もよく見ることができます。

子供はきらきらした眼をしていますよね。ぜひ思い出してまねしてみましょう。

そして、この本に書いてあること、どれでもかまいません。実践してみましょう。

それを「続けて」、習慣にしてしまえば、わくわくが現実になります。

"魔法の習慣" No.03

「見た目年齢」は内側から変えよう

40代を迎えて、痩せなくなった、疲れやすくなった、肌が衰えた、などと感じる方が増えていますが、40代は人生の折り返し地点です。体も大きく折り返します。

30代までは若さでカバーできたので見た目も健康も横並びでした。

しかし、40歳から50歳にかけては個人差が大きくなり、50歳を迎えたときには、体の状態や見た目年齢もかなり差がでてきます。

50歳を迎えたときに、40歳くらいに見えたいですよね。

実際の年齢を変えることはできませんが、**見た目の年齢は変えることができます。**

ただし、40歳を超えると、30代の頃のようにお化粧や服装を若くしてごまかすだけでは「痛い」ということになりかねません。

40代で見た目年齢を若くするためには、体の内側から変えていく必要があります。

私のエステサロンでは「痩せたい」というお客様が多くいらっしゃるので、エステティシャンとして多くの方のダイエットを指導してきました。

そして気がついたのは、正しいダイエットをしていると、肌も体も健康になり、見た目も若くなるということ。

体形を維持することは、若さを維持することにつながるのです。

40歳からは体の代謝が落ちるため、脂肪がつきやすくなり、ついた脂肪は落ちにくくなります。

脂肪が増えると、顔や体がたるんで見えてしまいます。

また、体の内側にも、冷えやすい、むくみやすい、疲れやすい、腰痛、膝痛、肩がこるなどの不調が出てきます。

体の内側の不調は肌にもあらわれますので、顔がくすむ、しみやしわが増える、眼の下にくまができる、ふきでものや大人にきびができるなどのトラブルもおきて、どんどん老けた印象になってしまいます。

だからといって、ダイエットを決意して無理に食事制限や運動をしたとしても、体重やサイズは一時的に落ちますが、ダイエットをやめるとリバウンドをしてしまいます。

きちんと維持していくためには、長い目でみて、体の内側から変えていくことが必要です。「太りにくい体質」に体を改善していくのです。

体がスッキリして肌の調子も整ってくれば、洋服選びが楽しくなりますし、メイクもやりがいが出てきます。体が軽いので行動の幅も広がります。

素敵な50代、60代を迎えるために、今から準備をしておいて損はありません。

"魔法の習慣"
No.04

ストレスはためない！

40代になってもスリムできれいな方は、わりと前向きです。

ご自分でも、なぜか根拠のない自信があるとおっしゃっています。

失敗もしてきているし、お仕事や人間関係でストレスもたまっているのでしょうが、あまり気にしていないようです。

たぶん、気持ちの切り替えがお上手なのでしょう。

また、わりと自分を客観的に見て、自分が悪いことは素直に認めています。

だからといって自分を責めたりしません。**他人は他人、自分は自分と割り切っているようです。**

くよくよする前に、行動する方が多いです。ご自分に自信があるのでできるのでしょう。

体が動くと脳が動きます。とりあえず、なにか悩みやストレスがあったら、改善のために動いてみることがいいのではないでしょうか。

また、ストレス解消のためには、好きなことをしたり、運動したりすることもおすすめです。私の1番のおすすめはヨガです。深い呼吸をしますので、自律神経も整います。

ストレス解消にはいろいろな方法がありますので、ご自分のパターンを作ると良いと思います。

スマホで検索すると、いろいろな方がいろいろな方法を提案しています。

私は、ヨガのほかには、1人でカフェに行き、コーヒーを飲みながら本を読むのがストレス発散になっています。

お気に入りのカフェに行くと、安心を感じます。脳がここに来ると安心するということを覚えてくれているのでしょう。

また、たまには新しいお店を開拓したりしますが、それも気分がリフレッシュします。

サロンのお客様のストレス発散方法は、1時間くらいウォーキングをする、友人と温泉に行く、近場のアジアに3日くらいの旅行に行く、加圧トレーニングをする、ホットヨガに行く、買い物に行くなど、いろいろです。もちろん、エステに来るというのもストレスの発散となっているそうです。

自分で好きなことをする時間を少しでも持つことが大切なのでしょう。

"魔法の習慣" No.05

「ベジタリアンのヨガ愛好家」に学ぶ

体形維持が若さと健康を保つ鍵であることをお話ししましたが、私自身がいろいろなことをやってみて、また、いろんな方を見てきて分かったことがあります。**野菜中心の食事と適切な運動を続けると、必ず体重が落ちます。**

私はバリ島が好きでよく行くのですが、ウブドというところが、映画の「食べて、祈って、恋をして」の影響で、欧米人のヨガ愛好家の聖地となっています。

彼らの食事はオーガニックの野菜中心なので、ウブドにはベジタリアンやローフード愛好家向けのカフェが多くあります。

そこで気がついたのが、ベジタリアンのヨガ愛好家の生活をしていると太らないということ。

ウブドに来ているヨガ愛好家を見ていると、欧米人にしてはわりとスリムな方が多いのです。

欧米人のインストラクターも、筋肉の均整がとれたすらりとした体。けっしてむきむきではない、しなやかな体をしています。

彼らは、まず朝7時ごろにモーニングヨガクラスに出ます。早朝のクラスはすいているだろうと思っていたのですが、混んでいると聞いてびっくりしました。

ヨガは朝の日の出か夜の日の入りの時間帯に行うと良いそうです。

ヨガの各クラスは60分から90分です。バリに滞在中は毎日ヨガに通う人が多いそうです。

そして適度な汗を流した後、野菜を中心にした食事をとり、また日の入りの時間にヨガを行うというような時間のすごし方をしています。

また、日本に帰った直後に、たまたまお客様の知り合いがスリランカのアーユルヴェーダの生活を実践するホテルに1週間ほど滞在したお話を伺いました。

アーユルヴェーダの生活でも、3食とも野菜中心の食事と朝晩のヨガをするそうです。

アーユルヴェーダの生活は体の老廃物を流して、毒素を排泄することを目的としています。

ベジタリアンのヨガ愛好家の生活はアーユルヴェーダの生活と似ていますので、体の毒素の排泄にも効果的なのでしょう。

ダイエットでも体の毒素を排泄することは大切です。

老廃物がたまっていると、代謝が下がり、脂肪をため込みやすくなります。

健康面でも、血液とリンパの流れがよくなると免疫力もアップしますので、病気になりにくくなります。

美容と健康のために「ベジタリアンのヨガ愛好家」の生活がおすすめです。

“魔法の習慣” No.06

気持ちのアンチエイジングをしよう

実はこれが1番大事かもしれません。脳が体を働かせます。脳は自律神経やホルモンのバランスを整え、体全体の指令塔として働いています。食欲のコントロールや脂肪燃焼ホルモンの分泌などダイエットにとっても重要な機能を果たしています。

しかし、**脳はだませる**のです。もう40歳と思うと、40歳になってしまいますので、できるだけ年齢のことは考えず、10歳くらい若い気持ちでいましょう。

40歳でしたら30歳くらいの気持ちです。

ずうずうしく感じられるかもしれませんが、40年も生きてくると、多少ずうずうしくても大丈夫です。

姿勢と表情を変えることは、心のアンチエイジングにとっても大事です。

体が動くと脳が動きます。胸を開いて前を向くようにしましょう。お顔も口角を上げて穏やかな表情になりましょう。

また、40代になるとついついままでの失敗の経験から、どうせうまくいかないと思ってしまいがちになっていないでしょうか。

40代は人生の経験をつんでいますので、判断能力や危機管理能力が高くなっています。

その分、過去の失敗にとらわれてしまいます。

過去の失敗は参考程度にとどめて、新しい気持ちで日々の生活を送ってみましょう。

服装やメイクも多少若々しいくらいがいいのです。

50歳をすぎて若い装いにすると、「痛い」ということになるかもしれませんが、40代でしたらまだ大丈夫。

明るい色や若々しいデザインの洋服も着てみましょう。気持ちも明るくなります。

また、新しいこと、ヨガ、ダンス、エアロビクス、ウォーキング、ランニングなどの運動を始めることもおすすめです。

40歳で始めると50歳までに10年、60歳までには20年続けることになります。何もしない10年より、何かしている10年の方が若々しくいられることは言うまでもないでしょう。

POINT

- □自分のために少しだけ時間を使う
- □眼を開いて「わくわく」する
- □内側から変わることを意識する
- □悩んだら行動する
- □ストレス解消法を身につける
- □ベジタリアンヨガ愛好家を目指す
- □10歳若いつもりになる
- □新しいことを始めてみる

chapter2 食事の習慣

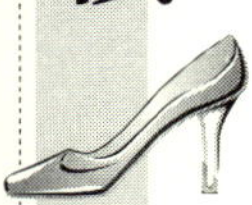

“魔法の習慣” No.07

食べることを好きになろう

健康でスリムな40代女子は食べることが好きな方が多いです。

食べることが好きだと、太ってしまうのではないかと思う方もいらっしゃるかもしれません。

実際、食べたいときに食べたいものを際限なく食べていたら太ってしまうでしょう。

食べるのが好きで、かつスリムでいるコツは、情熱を注ぐ方向を変えることにあります。

あるお客様は食関係のお仕事をされているので、料理家さんたちの作った美味しい食事やお菓子を食べる機会が多く、またご自分でも自炊して美味しい食事を食べています。

私も食べることが大好きなので、「今度はなにを食べようかなあ」と、いつも考えています。

旅先での食べ歩きも欠かせないので、地方の名産品の知識には自信があります。

このような調子ではすぐに太ってしまいそうですよね。

しかし、健康でスリムな体を維持することができています。なぜかといえば、**「食べる」は、朝、昼、夜の食事のことで、間食は「少し」「たまに」にしているから**です。

間食をしないと、1日3回しか食べることができませんので、1回1回の食事をとても大事にするようになります。1食抜くともったいないと思ってしまいます。

また、食事はすべて「美味しい！」と思って食べるようにしましょう。

たまに斬新な味覚と出会うこともあるでしょうが、まあそれもそれで、食べることを楽しんでいきましょう。

常に自分の食べるものに関心を持ち、1食1食を吟味して3食きちんと食べるようにすると自然と間食が減っていきます。

お客様でも食事をきちんととっている方は間食をほとんどしません。お昼ごはんを菓子パンだけとかおにぎりだけで済ますという方が、間食でお菓子をたくさん食べてしまうようです。

食べたものが体をつくります。健康も美容も食事がまず大事。食べることに情熱を注ぎましょう。

"魔法の習慣" No.08

食事はきちんととった方がダイエットになる？

「あなたの体はあなたの食べたものでできている」といわれているように、食べることは生きること。食べることで人生がつくられるといっても過言ではありません。

そして、食事とダイエットはセットで考えるべきです。

食べないことによって摂取カロリーを抑えるダイエットは40代女子には向きません。

なぜなら、食事をすることでも消費されるカロリーがあるからです。

少しお勉強なのですが、消費カロリーは3つに分かれています。**基礎代謝、活動代謝、食事誘導代謝**です。

基礎代謝は消費カロリーの60～70％、活動代謝は20～30％、**食事誘導代謝は10～20％**を占めます。

つまり、1食抜くと食事誘導代謝が約3分の2になってしまいますので、**食事を抜くことは非常にもったいないこと**なのです。

また、体や肌に必要な栄養が不足すると、体重が減っても、体調が悪くなったり、

食事誘導代謝とは

食事を消化して吸収させるときに消化するカロリーです。

消費カロリーの10〜20%を占めています。

食事をすると体が温まりますよね。これは食事をとることにより体がエネルギーを発生させて熱を出しているのです。

たんぱく質が1番、食事誘導代謝を発生させます。また脂肪分は食事誘導代謝の発生を半減させます。

温かいもの、たんぱく質、お米(玄米、雑穀、麦)をきちんと食べるようにすると、食事誘導代謝によるカロリーを消費しやすくなります。


肌が荒れてしまったりして、年齢より老けて見られてしまいます。

これではなんのためにダイエットしているのか分からなくなってしまいますね。

ですから、食べる内容や方法を工夫することによって、食べても太らない体質に変えていくことが40代女子にはおすすめの方法です。


さらに、**良い食事は体を健康にします。**

私は40歳をすぎたころから子宮内膜症や子宮筋腫がひどくなり、痛みと貧血に悩まされていたため、健康になるためにはまず食事から改善しようと考えました。

そこで、いろいろな食事療法の本を読み、気がついたことがあります。

それは、健康食とダイエットの食事はほぼ同じだということ。がんの食事療法の本を読んでみても、がんにならない食事はダイエットのための食事と似ています。**健康＝スリム**なのです。

適切な量の栄養をきちんととることによって、体やお肌の調子を整えましょう。

食事についてはいろいろな考え方があります。

私は基本的な知識を得るために、女子栄養大学で勉強をして食生活指導士の資格も取得し、ダイエットアドバイザーの資格も取得して、美容と健康に良い食べ方を研究してきました。

そして自分自身で実践したり、お客様にダイエットを指導しているうちに、美容と健康に良い食べ方の習慣が身についてきました。

これからご紹介するのは、それらをまとめたものです。ぜひ、読者のみなさまも参考にしてみてください。

"魔法の習慣"No.09

魔法の合言葉は「まごわやさし」

40代女子におすすめしたいのは、「代謝アップ」する食事です。代謝を上げる食べ方を習慣にすると、リバウンドもしませんので、今後の人生を大きく変えることになりますよ。

私のサロンでおすすめしている代謝アップの食事の基本は『**「まごわやさし」＋たまに鶏の胸肉と赤身の肉**』です。

「ま」……豆

「ご」……ごま

「わ」……わかめ（海藻）

「や」……野菜

「さ」……魚（魚介類）

「し」……しいたけ（キノコ類）

\「ま」まめ/

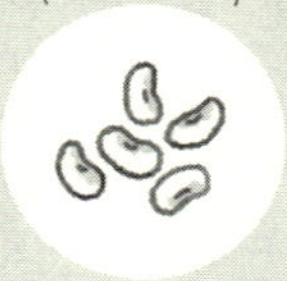

豆は納豆が1番。基本的に大豆は体を冷やしますが、納豆は発酵しているので、冷やしません。

納豆キナーゼという血液をさらさらにする成分も含んでいますので、ダイエットのほかにも、動脈硬化を予防する、免疫力をアップするという効果もあります。腸内環境も整えてくれます。

納豆以外の大豆製品、お豆腐や豆乳などをとる時は、生姜や唐辛子などの体を温める薬味を追加しましょう。

大豆製品は大豆イソフラボンも含んでいますので、女性ホルモンを補い、ホルモンバランスを整えます。ただし、とりすぎには注意することが必要です。とりすぎは乳がんや乳腺症を引き起こす可能性があります。

1日納豆1カップ、豆腐半丁、豆乳200mlくらいを限度にとってください。

\「ご」ごま/

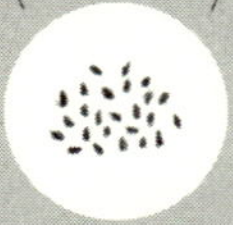

ゴマは黒ゴマがおすすめです。アントシアニンという抗酸化の強いポリフェノールを含むからです。

そしてゴマは必ずすってください。そのままだと栄養を吸収できないのでせっかく食べてももったいないことになります。

食べる直前にすりこぎですると香りもよく美味しいのですが、すりゴマがパックで売っていますので、私は手軽に黒すりゴマのパックを買って使っています。

味噌汁やスープにいれたり、サラダにかけたりすると毎日とりやすいですよ。1日に大さじ1杯を目安に食べてください。

\「わ」わかめ/

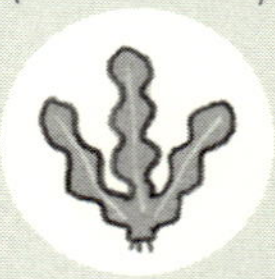

わかめ(海藻)は、とても重要です。

食物繊維を豊富に含み、また甲状腺ホルモンの原料となるヨウ素を含みます。甲状腺ホルモンはエネルギーの代謝に必要なホルモンですので、代謝アップのためにとても大切です。

ただし、海藻もとりすぎると甲状腺ホルモンが過剰になってしまいますので、とりすぎないように注意してください。

というわけで、適量の海藻を食べることはとても大切ですが、意識をしないととれないので、1日1食くらいは、わかめ、めかぶ、ひじき、もずく、のりなどを食べるように心がけてください。

「や」やさい

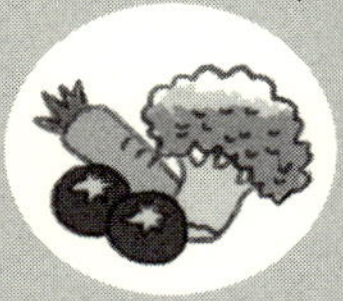

野菜は食物繊維やビタミン、ミネラル、フィトケミカルを豊富に含んでいますので、毎食、生野菜か温野菜をせっせと食べましょう。野菜ジュースではなく、野菜そのものを食べるようにしましょう。

特に季節のものは栄養価も高いし、農薬も少ないそうです。また、日本は四季があるので、夏には体を冷やす野菜、冬には体を温める野菜が採れます。自然はよくできていますね。

1日分の必要な野菜は手のひらに3杯分なので、毎食食べるようにしないと、必要量を食べることがなかなかできません。

たくさん食べるのにスリムなお客様に伺うと、夕食の献立には、野菜中心のおかずを最低2品は入れているそうです。野菜サラダ、おひたし、和え物、煮物、炒め物、いろいろな料理を作れますので、野菜で2品作るのは簡単です。

冬はお鍋にすると、野菜をたくさんとれるので、2日に1回はなにかしらのお鍋にしているそうです。

「さ」さかな

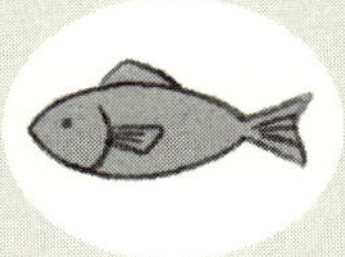

魚介類を食べると良質のたんぱく質を簡単にとることができます。また、青身の魚、さんま、いわし、さばにはDHA、EPAが多く含まれて、血液の中の脂肪を分解し、血管についた老廃物を落としてくれますので、体脂肪が減る効果も期待できます。できるだけ意識的にお魚料理を食べてください。

といっても、普段の生活で魚をとることは、慣れない方には難しく感じられるかもしれませんね。

外食やお弁当が多い方は焼き魚定食、焼き魚弁当を選ぶとか、お肉とお魚を選べるときはお魚を選ぶというようにしてみると、意外に食べることができます。

また、お刺身はスーパーで買ってきてそのまま食べることができるので、手間がかからないわりには手抜きに見えない一品として、主婦の強い味方です。さんまの煮物のレトルトも売っています。温めるだけですのでお手軽です。ぜひ頭を使って工夫してみてください。

「し」しいたけ

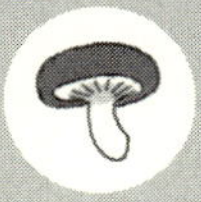

しいたけ（きのこ）は、ダイエットの強い味方です。

なんといってもほとんどノンカロリー。いくら食べても大丈夫です。そして、食物繊維が豊富ですので、体脂肪を減らしてくれます。免疫力もアップしてくれます。健康＝スリムを証明する食材です。

chapter1では「ベジタリアンのヨガ愛好家」の生活をおすすめしましたが、たんぱく質が体を作りますので、野菜だけしかとらないというのは推奨できません。ベジタリアンの生活でも植物性たんぱく質は大豆などからとれますが、動物性たんぱく質も意識して加えてほしいものです。

たんぱく質をとらないと、長い目で見て体に不調をきたします。

40代女子にとって、体調や肌の調子を維持するためには、動物性と植物性の両方のたんぱく質をとることが、みなさんが考えている以上に重要です。

ですので、「まごわやさし」のように、野菜を中心にし、動物性のたんぱく質もとる**「魚も食べるベジタリアンのヨガ愛好家」**、というのがおすすめです。

これらを毎日意識して全部食べるようにします。

意識しないと魚介類は食べることができませんので、これを1番大切にしましょう。

そして動物性の脂肪をとらない、野菜を多くとる、玄米・麦・雑穀を食べるということ。これらに気をつけるだけで、体が変わっていきます。

●+たまに鶏の胸肉と赤身の肉

お肉も貧血の予防や体力アップに必要です。

日々お魚を食べていると、たまにはお肉が食べたいなと思ってしまいますよね。

週に何回かはお肉を食べても大丈夫です。

鶏肉は胸肉かささみ、豚肉はヒレ肉かロースの脂身をとって、牛肉はヒレ肉か赤身を食べてください。ラムも赤身なのでおすすめです。

お肉は食べすぎると大腸がんの原因になるとの研究結果も出ていますので、食べすぎには注意しましょう。

"魔法の習慣" No.10

良い油をとろう

ここ数年は空前の「体に良い油をとるブーム」になっています。40代女子も良い油はぜひ押さえておきたいポイントです。

といっても、良い油にもいろいろな種類があり、そのとり方にもいろいろな方法があります。

定番のオリーブオイル、エゴマオイル、ごま油、しそ油、アマニ油、最近流行のココナッツオイルなどが良い油の代表的なものです。

そのとり方も、料理に使う、サラダにかける、パンに塗る、そのまま飲む、ジュースに入れるなど様々です。ココナッツオイルはコーヒーに入れる方も多いですよね。

また、良い油を手軽にとれるナッツもブームになっています。

そこで、油はどのようなものをどのくらいとればいいのかと迷ってしまいますが、

ポイントは、

・良い油だけ
・自分にあったものを
・加熱しないで
・少量とる

良い油とはいえ、油はカロリーが高いです。

大さじ1杯で110キロカロリー。大さじ2杯とると、おにぎり1個分以上になってしまいます。

また、油は時間が経つと酸化します。酸化した食べ物は細胞の老化を進めてしまいます。

サロンでは**アマニ油を中さじ1杯くらい、毎朝トマトジュースに入れて飲む**ことをすすめています。

実践した方から、痩せやすくなった、中性脂肪が減った、頭がすっきりしてきた、などの効果を感じていただいています。

私の主人も中性脂肪値が高かったのですが、特製トマトジュースを飲み始めて3か月で中性脂肪値が半分以下になりました。

いろいろな方を見ていて思うことは、痩せにくい方、お腹だけ太ってしまう方、腰のくびれがない方は体脂肪が高いということ。

このような方は体に脂肪が蓄積されています。血液の中にも脂肪がたまっています。**良い油は血液の中の脂肪の分解を助け、体に蓄積された脂肪の分解も促します。**

良い油をとって、体にたまった脂肪分を落としましょう。スリムな方は体脂肪が少ないです。

とはいえ、40代女子は油も必要です。油が不足していると、お肌に潤いがなくなり、髪もぱさつき、全体的に乾いたイメージになってしまいます。

きれいなスリム女子は痩せていても乾いていません。

良い油をとって、きれいなスリム女子になりましょう。

"魔法の習慣"No.11

避けたほうが良い食べものって?

なにを食べるかということより、なにを食べないかということが、ダイエットやスリム習慣のためには大切です。

添加物の危険性はよく耳にすると思いますが、その他にも意識して口にしないように気をつけた方が良いものがいくつかあります。

特に現代はいろいろな食べ物が簡単に手に入る時代ですので、食べ物を自分で選ぶということは重要になります。

①「トランス脂肪酸」「肉の脂」

先ほど良い油をとるべきだという話をしましたが、とってはいけない「悪い油」もあります。

その代表が「トランス脂肪酸」です。

トランス脂肪酸は、悪玉コレステロールを増やし、善玉コレステロールを減らし、動脈硬化や心臓疾患のリスクを高めます。

トランス脂肪酸はマーガリン、ショートニングに多く含まれています。また、植物油脂については、種類によって違いますが、含まれている可能性があります。

また、天然のトランス脂肪酸は牛や羊の肉に含まれています。そこで「肉の脂はなるべくとらない」ということも大事です。

②サプリメント

栄養補助のためのサプリメントも、私は避けたほうが良いと考えています。

なぜなら、**化学的に作られたものは、肝臓に負担をかける**からです。

肝臓はエネルギーの代謝にとても大切な臓器。食べたものから吸収された栄養を代謝します。

肝臓が疲れていると、栄養の代謝がおろそかになってしまいます。つまり脂肪として蓄えられる栄養が増えてしまいます。これは体形維持には大きな問題です。

ちなみに甘いものを食べたりお酒を飲んだりしたときも肝臓は働いています。

甘いもの、お酒の好きな方は肝臓にただでさえ負担をかけているので、これ以上負担をかけないようにしましょう。

私の主人もお酒を飲むので、肝臓にこれ以上負担をかけてはいけないと思い、添加物やサプリメントは避けるようにしています。

おかげで、主人は大酒飲みのくせに、肝臓の検査値に異常がないので、お酒飲み仲間（ほとんど肝臓の値に問題がある）から不思議がられています。

③菓子パン

菓子パンは美味しいのですが、簡単に太ってしまうのでなるべく避けることをおすすめしています。

たとえば皮が香ばしくて美味しいメロンパンはひとつ400キロカロリー。少し大きめのものだと500キロカロリー。デニッシュは400キロカロリーもあります。

ちなみにおにぎりは200キロカロリーです。

スリムな方はみなさん口をそろえて「菓子パンを食べるともったいない」と言います。それだけで摂取カロリーが増えてしまうので、他のものが食べられないからです。

④コンビニ、スーパー、デパ地下のお弁当やお惣菜

市販のお惣菜を避ける理由は添加物以外にもあります。

スーパーやデパ地下のお惣菜には砂糖やみりんが多く使われていて、**自分で作るより高カロリーになりがち**です。

また作ってから時間が経っているので、**野菜に含まれる水溶性のビタミンは失われ、揚げ物や炒め物の油分は酸化しています。**

デパ地下などで惣菜を買うのはうきうきして楽しいのですが、月に1回か2回程度の楽しみにしておくのが良いでしょう。

鮮度を保つためにｐｈ調整剤が多く入っているコンビニのお弁当もやはり避けたほうが良いようです。

食べる必要のあるものを食べ、食べてはいけないものを食べないと、無理な食事制限をしていなくても、だんだん脂肪が減ってきます。

続けていくと、バランスのとれた健康と美容に良い食事をすることが普通になっていきます。**習慣になってしまえば楽ですので、一生太らない生活を送ることができます。**

"魔法の習慣" No.12

早めに夕食を食べられない人のための3つの方法

40代女子は食べないと痩せないので、痩せる食べ方を身につけることが大切です。

まず、寝る前に食べないということはダイエットの鉄則！

お客様でも、夜7時前に夕食を食べ終わるようにしただけで、半年間に10キロ以上痩せた方がいます。

また、40代女子は寝る前に食べると翌朝に胃もたれをしてしまいます。

コレステロールが高くなったりもしますので、健康面を考えてもよくありません。

とはいっても、規則正しい時間に食べることのできる人はいいのですが、お仕事が忙しいとついつい夕食の時間が遅くなりがちですよね。

ここでも、頭を使って工夫してみましょう。

夕食の時間は本当に重要です。全力を注いで早めに食べる工夫をしましょう。

食事が不規則になってしまう、遅い時間に食べてしまうという方へのおすすめの方法を紹介します。方法は3つあります。

1、早めに簡単な夕食を食べてしまう
2、分食
3、炭水化物と肉は諦める

①早めに簡単な夕食を食べてしまう

1つめは、早めに簡単な夕食を食べてしまう方法。

夜6時か7時ごろに1人で夕食を食べてしまいます。

お仕事中の方は、机でおにぎり、うどん、サンドイッチなど簡単に1食として完了する食事をして、夕食を食べたことにしてしまいます。

できれば、温かいものを1品とると良いので、味噌汁またはスープを添えます。夕食はこれで終わりです。

お仕事から帰って家で、またはご家族やご主人が帰宅されてから一緒に食卓につきますが、そこでご自身は、トマトジュースを飲んだり、ゼリー、みかんなどのかんきつ類を少し食べたりしましょう。

ただし、夕食を軽めに済ます日は、1日の栄養が不足しますので、朝、または昼に野菜やたんぱく質をしっかりとりましょう。

②分食

夕食くらいは美味しいものを食べたいという方は、2つめの分食です。1つめと似ているのですが、遅い時間におかずだけを食べます。

まず夜6時か7時に炭水化物を食べてしまいます。

そして、ご家族やご主人が帰宅されたら、もしくはお仕事から家に帰って食べるときにはおかずを食べるのです。

おかずは揚げ物は控えて、野菜中心で温かいもの、温野菜サラダや具だくさんスープがおすすめです。

遅い時間に食事をするご家族やご主人にもおすすめのメニューです。

③炭水化物と肉はあきらめる

3つめは、夜6時か7時に食べられないので、どうしても夜遅く食べることになってしまうという方に提案です。

炭水化物とお肉はあきらめましょう。

夜遅い時間に夕食をとるのなら、カロリーが低く、消化の良いものを食べます。野菜、豆腐、魚介類、海藻、きのこを使ったお料理、たとえば、温野菜サラダ、湯豆腐、豆腐と野菜のサラダ、海藻の酢の物などです。

物足りない方は、魚介類を食べると満足します。煮魚、焼魚、蒸し魚、お刺身などですね。

炭水化物も少し食べたい方は、お粥、春雨スープなどがおすすめです。胃にやさしいお料理を食べましょう。

ご家族やご主人は満足しないかもしれませんので、スープにごはんやそうめんを入れて、炭水化物を食べさせてあげましょう。

また、野菜、卵、豆腐、きのこで炒め物を作り、焼肉のたれなどで味付けすると、カロリーは少ないのに満足できます。

理想は1つめの夕食を軽くする方法です。毎日する必要はありませんので、週に2日か3日だけでもやってみてください。

帰宅が遅くなる日が週に2日か3日だけの方は、その日だけは1つめの夕食を軽くすることを行ってみてはいかがでしょうか。

外食が何日か続いた後に胃を休めるためにもおすすめですよ。

私も太ったときは1つめの方法を実行して、早めに簡単な夕食を食べてしまいます。

3日くらい続けると2キロは落ちます。

"魔法の習慣" No.13

ちょっとした工夫でカロリーオフ！

ここでおすすめしていることを守っていると、お子さんたちには満足がいかないかもしれません。

お子さんのために、から揚げ、とんかつなども作らなくてはいけないと思います。

そうはいっても、メニューを別々にするのは手間がかかります。

そのようなときは、お子さんの分を作る間に、自分の分を少しアレンジします。

クリームシチューを作ったときは、自分の分を少し取り分けてコンソメで味をつけるとか、から揚げを作ったときは、自分の分はレンジで蒸してポン酢をかけて食べるとかです。

同じ材料でも、味付けや調理方法を変えて、カロリーオフの工夫をしてみましょう。

"魔法の習慣" No.14

「ベジファースト」を心がけよう

「ベジファースト」というダイエットの方法があります。

ベジタブルを食事の最初に食べることです。痩せている方は、食べる順番を守っている人が多くいらっしゃいます。

食べる順番とは、

1、食事の最初に温かいスープを一口
2、野菜、海藻、きのこ
3、肉、魚
4、主食のお米またはパン

温かいスープがない場合は、お茶やお湯などの温かい飲み物を一口飲みましょう。

温かい飲み物でお腹を温めて、食事誘導代謝を上げ、胃腸に食事の準備をしてもらいましょう。

また、スープは胃が満足するので、たくさん食べることを防ぐ効果もあります。

次に食べる野菜は、食物繊維が脂肪の吸収を抑える、急激に血糖値が上がらない、消化器官に刺激が少ないので脂肪の代謝を妨げない、などの効果があります。

でも、その他にも大きなメリットがあります。それは、結果的に、野菜、海藻、きのこをたくさん食べられるということです。

「野菜、海藻、きのこ」は意識しなければ1日の必要量をとれない人がほとんどです。始めに食べるように心がけると、1品として食べる習慣が身につきます。

ラーメン、カレーライス、親子丼など1品で済ませられる食事でも、一緒に野菜のおひたし、サラダ、もずく酢などを食べると良いですよ。

ラーメン屋さんなどで、野菜がないというときは、わかめやもやしをトッピングして、最初に食べましょう。

食べる順番を守ると、ダイエットだけではなく美容にもとても良いことがあります。

血糖値が急激に上がることを避けることができますので、体の糖化を防ぐことができます。ぜひ意識して行ってみてください。

"魔法の習慣" No.15

お水、2リットルは必要ありません！

お水を適量飲むことをおすすめする理由は、体の栄養の代謝を良くするためです。人間の体の水分のうち、血液とリンパ液は栄養を代謝するのにとても重要です。血液は心臓から栄養を体の隅々まで運び、リンパ液は体の隅々から老廃物を腎臓に運んで排泄させます。

体に必要な水分をとることで、栄養を運んで老廃物を排泄させる流れが促されます。流れの良い体になることができるのです。

体に栄養が行き渡りやすくなると、お肌もうるおいます。ダイエットと美容のためにもお水を適量飲むことは大事ですね。

ちなみに、40代女子にとって少し気になる動脈硬化の予防にも、血液をきれいにするために水分は効果的です。

女性は閉経後に動脈硬化のリスクが高くなりますので、40代のうちに水分をきちんととる習慣をつけておくと良いでしょう。

つまり、**ダイエット、美肌、健康のために、適切な水分をとることが重要です。**

成人が1日に必要な水分の量は、体重(kg)×50mlといわれています。

50キロでしたら、50×50＝2500mlつまり、2・5リットルです。

食事で1〜1・5リットルくらいとれるので、残りの1〜1・5リットルは水で摂取する必要があります。

ちなみに子供はもう少し多く必要です。また、汗をかく運動をしたときや、暑い夏は、かいた汗の分をさらに補給する必要があります。

ただし、水をひたすら飲めば良いというものでもなく、とくに40代女子にとっては、**必要な量を多すぎず少なすぎず**ということがポイントです。

必要な水分の量は個人差があります。その人の水分代謝、つまり尿や汗の出具合で変わってきます。

ですから、モデルさんがよく美容を保つ秘訣として水を2リットル以上飲むことを挙げたりしていますが、真似しないほうが良い方もたくさんいます。

むくみやすい方は水分の排泄が苦手なので、たくさん飲むと更にむくみます。モデルさんは脂肪が少なく代謝が良いので、水分を多くとってもたくさん代謝できるのです。

"魔法の習慣" No.16

お茶は1種類に絞らないで

水分摂取には常温の水が良いのですが、カフェインの入っていないお茶でも大丈夫です。ただし、**お茶の種類は1種類に絞らず、何種類か飲んだほうが良いでしょう。**

お茶によって成分が違いますので、利尿作用が高かったり、腸を刺激したりと体への作用がいろいろあります。1種類だけ飲んでいると偏った影響がでるかもしれません。

サロンではダイエットには、プーアール茶とサラシア茶をおすすめしています。中国茶のプーアール茶は、脂肪分解酵素のリパーゼを含んでいますので、食事中や食後に飲むと、食事でとった脂肪の分解を促してくれます。黒のウーロン茶といわれるお茶です。

私は家でプーアール茶をやかんで沸かして、冷ましてペットボトルに入れて持ち歩いています。主人と2人で、2日でやかん1杯分飲んでしまいます。

食べ過ぎた夜に飲むと翌朝胃がすっきりしています。利尿作用がありますので、夜中にトイレに起きてしまうこともありますが。

また、サラシア茶も、糖の吸収をおさえ、体内に蓄積する脂肪の分解を促します。私も2年位前から少し太ってしまったときはサラシア茶を飲んでいます。

便秘の方で、腸を刺激して排便を促す、いわゆる便秘茶を飲んでいる方もいますが、飲みすぎると腸自体の自然に排便する力が弱くなってしまい、便秘がひどくなりますので注意が必要です。

お客様でも、便秘に悩んでいる方で、お友達にすすめられたお茶を飲み始めたらすごくでるようになったという方がいらっしゃいました。

体が楽になってうれしいと喜んでいましたが、2か月くらい続けていたところ、下痢が続くようになってしまい、お茶をやめたら以前よりひどい便秘になってしまったそうです。

お茶をやめて1か月ほどしたら、以前くらいの便秘に戻ったそうです。

腸への刺激の強いお茶は、便秘がひどいときにたまに飲むくらいが良いと思います。

この方は、白湯を1日に1リットルくらい飲むようにしていただいたら、便秘が楽になりました。

“魔法の習慣” No.17

間食は100キロカロリーまでなら大丈夫！

ついつい間食してしまうという方は、間食が癖になっていますので、40代のうちに間食癖をなくしておきましょう。

本来は間食は栄養が足りないときに補うものですので、1日のカロリーが足りている人はもちろんとらないほうが良いものです。

とはいえ、間食をすべて我慢するとストレスがたまってしまいます。ストレスがたまるような習慣は長続きしませんので、どうしてもやめられないという方は、**自分の好きなものを少し、幸せな気分で食べましょう。**

サロンでは目安として100キロカロリー以下でしたら、食べても良いことにしています。全体の摂取カロリーの10％以下です。

お客様でもスナック菓子や甘いクッキーなどを1日に1袋は食べていたので、間食を完全になくすとストレスがたまりそうだという方がいました。

そこでチョコレートは食べても良いことにしました。市販の板チョコは1枚400

キロカロリーくらい。その3分の1は食べて良いことにしました。

多少100キロカロリーはオーバーしてしまいますが、そこは目をつぶって。

1粒ずつ小分けにして、いっきに食べないようにする工夫もご自分で考えました。

美味しいと思いながら少しずつ食べたそうです。1週間続けたら、その後は間食でお菓子を食べたくなくなったそうです。

100キロカロリーをどう使うかはあなたが決められますので、楽しみに使ってみてください。小学生の遠足のお菓子が300円以内というのと同じですね。

100キロカロリーしか食べられないのではなく、100キロカロリーまでは食べられるのです。

女性は月経前に甘いものが食べたくなります。そのようなときは、ホルモンバランスが乱れていますので、いらいらしています。我慢できなくなりますので、100キロカロリーまでは食べて、心を落ち着けてください。

最近はコンビニでも低カロリーおやつがたくさん売られています。

また、ゴディバのトリュフはひとつ60〜70キロカロリー、ハーゲンダッツのバニラミニカップは244キロカロリーですので、半分弱で100キロカロリーくらいです。いろいろ試してみると楽しいですよね。頭を使ってご自分で工夫してみてください。

間食癖がなおってきたとしても、午前11時ごろや午後5時をすぎたころに小腹が空いてきて、なにか食べたくなってしまうかもしれません。

そのようなときは、まず水やお茶を飲み、乳製品や植物油を使っていないトランス脂肪酸の少ないおやつを食べましょう。

おやつの時間を決めない、というのも1つのコツです。

変なクセをつけないことが大事ですね。

“魔法の習慣” No.18

おやつに食べるならこれ！

和菓子、おせんべい、ゼリー、ナッツ、フルーツなどがおすすめです。スリムな人は、洋菓子を食べないという方が多いです。

私はおやつにりんごを食べています。朝食用のりんごの残りの4分の1個を半分ずつラップにくるんで持ち歩いています。

りんごは抗酸化の高い食品ですし、固いので、ラップにくるんで袋に入れておけば、かばんに入れてもつぶれません。

夏のりんごのない時期は、皮ごと食べられる種類のぶどう、なしも4分の1個を半分ずつなど、その他の果物をラップにくるんでおやつにしています。

朝食で食べるはずのものを食べていますので、本来の間食の役目である、食事でとれない栄養を補っています。

月経前の甘いものが食べたい時期にも、果物はおすすめです。

ビタミンがとれますし、人工のお菓子に比べてやさしい甘さですので、気持ちも癒されます。

ただし果物は果糖ですので糖化を促進する恐れがあります。

糖分は糖化、詳しくは後ほどご紹介しますが簡単に言えば肌のしみや黄ばみの原因となることがあります。

お肌の糖化予防のためには糖質をとるのは避けたいところです。食べ過ぎないようにしてください。

そこで、コンビニでも手に入りやすい糖質が少ないおすすめおやつがあります。

「すこんぶ」、「するめ」、「ゆでたまご」、「アーモンド」、「豆乳」、「食べる煮干し（無塩）」などです。

アーモンドはビタミンEが体にたまった疲労物質を運び出す作用があります。

疲れているときにおすすめなのはアーモンドです。

ビタミンDなどのミネラルや、オメガ3、オメガ6の良質な油をとるために必要な食べ物でもありますので、ミネラルや良質の油が不足していると思うときは、積極的に食べましょう。栄養ドリンクよりも安全です。

ちなみに「おやつにはナッツ」という言葉は女性雑誌にもよく出ていますし、スリムでおしゃれな人は何を食べているのかなどという特集で、必ず「小腹がすいたらアーモンドを食べています」などのコメントをみかけます。これはナッツ業界の陰謀ではと思うほどです。

でも、サロンのお客様でスリムな方は、特におやつにアーモンドを食べてはいません。

むしろ、「痩せなくちゃと思うけど、なかなか痩せなくて～」という方ほど「おやつはアーモンドにしてがんばっているんだけどね」と言います。

おそらく、アーモンドを好きでもないのに食べているからだと思います。

アーモンドを食べても痩せるわけではないので、あまり好きではない方は無理することはありません。

甘いものを食べたくなるときというのは、ストレスなどで脳が緊張しており、緊張をやわらげるホルモンを出すために甘いものがほしくなるのです。

そのため、あまり美味しいと思っていないアーモンドを食べても、欲求が満たされないのでしょう。

美味しいチョコを1粒食べたほうが欲求を満たすことができます。

また、ナッツはたくさん食べるとカロリーオーバーになります。アーモンド1粒は6キロカロリーですので、食べたとしても1日15粒くらいが無難です。ちなみにくるみならば5粒までにしておいたほうがいいでしょう。

“魔法の習慣” No.19

お酒はウーロン茶と一緒に

40代女子はお酒が好きな方も多いですよね。私も「飲んで食べても太らない」というブログをやっていたほど、飲んで食べることが好きです。

お酒のカロリーはさほど気にしないで大丈夫です。

お酒のカロリーはすぐ消費されてしまうため、お酒を飲んで太るということはほぼありません。（お酒飲みのため、ついつい力説してしまいますが）

太るのは、おつまみです。

脂っこいものってお酒に合いますよね。

さらに肝臓はアルコールを分解するために脂肪の分解まで手がまわらず、食べた分、そのまま太ります！

おつまみは、野菜、海藻、魚を食べましょう。特に葉っぱ系は食物繊維が豊富で糖質が少ないのでおすすめです。キャベツ、ほうれん草、小松菜など。

最近つきだしでキャベツのざく切りを出すお店が増えていますよね。

キャベツはキャベジンの原料だけあって胃にも良いので、おつまみとしては一石二鳥です。

私も自宅で飲むときはキャベツのざく切りにお塩、お味噌、マヨネーズなどを少しつけて、ぱりぱりと食べています。

また、おつまみ全般にしょっぱいものが多いのですが、塩分が多いと腎臓に負担がかかるので、薄味を意識してください。

そしてたんぱく質をとるためには、やはりここでもお魚です。

焼魚、お刺身、アクアパッツァ、ブイヤベース、魚のポアレなど魚でもいろいろ選択肢がありますよ。

お肉は、脂身のないお肉、鶏肉や赤身の肉などを適量でしたら大丈夫です。牛肉はLカルニチンという脂肪の燃焼を助ける成分を含んでいるので、ダイエットにもおすすめです。

また、**おつまみにもアーモンドはおすすめ**です。

酔っているので、よくわからなくなりたくさん食べてしまう危険性がありますが、量に気をつけて、10粒くらいを目安にぼりぼりつまんでいましょう。

最初におつまみのことを書いてしまいましたが、お酒の話もしましょう。

40代女子はすでにお酒を飲んで20年以上たっていますので、いままでの経験から、これを飲むと悪酔いするというお酒がわかっていますよね。

私は第3のビールやカクテル、生絞り以外のチューハイ、安いワインがだめです。たぶん添加物が多いからだと思います。

みなさんも、私も同じだと思った方が多いのではないでしょうか。**基本的に、添加物の少ないお酒を選ぶと良いようです。**

仕事の関係でエステの経営者の知り合いも多くいて、酒豪女子も多いのですが、みなさんとてもスタイルが良くお肌もきれい。焼酎のお湯割り、赤ワイン、ビールなどを飲む方が多いです。

そして、**見ていると必ず常温のお水またはウーロン茶を飲んでいます。**お酒と同じくらいの量を飲むと良いようです。私も必ずウーロン茶を氷なしで頼んでいます。

おつまみの塩分を薄めるためにも、お水またはウーロン茶を飲むのは大切です。

ちなみにお酒のあとの〆は、できれば避けたほうが良いのですが、食べるときは日本そばがおすすめです。

または、お茶漬け、おにぎり、塩味系のパスタも大丈夫そうですが、すべて半人前くらいにしておきましょう。

ラーメン、やきそばなどの中華は避けましょう。汁に油がういているものは危険と思ってください。

ちなみに休肝日は、とったほうが良いという意見と、適量なら大丈夫という意見があります。

地中海の伝統的な食事法を推進している地中海式ダイエットによると、適量、たとえばビール1缶またはグラスワイン2杯くらいでしたら毎日飲んでも大丈夫だそうです。血管を広げる、ストレスの解消にもなるので、むしろ毎日飲むと健康になるとのこと。

ただし、あくまで適量を飲む方へのお話。

それ以上飲む方は、週に2回くらい休肝日をとってくださいね。

肝臓とすい臓を休めることが必要です。どちらも脂肪の代謝にとても大切ですので、ダイエットのためにも休肝日は大切です。

POINT

- □食べることに情熱を持つ
- □食事は3食きちんととる
- □「まごわやさし」＋鶏肉と赤身肉を食事の中心にする
- □「良い油」を加熱しないで少量とる
- □トランス脂肪酸、肉の脂、サプリメント、菓子パン、市販のお弁当やお惣菜は避ける
- □夕食を早めにとるための工夫をする
- □カロリーをオフする工夫をする
- □食べる順番を意識する（ベジファースト）
- □水は適量を飲む。お茶を飲むなら何種類か飲む
- □間食は100キロカロリーまで、楽しく行う
- □おやつの時間は固定しない
- □お酒を飲むときはウーロン茶かお水を一緒に、おつまみは野菜、海藻、魚

chapter3 体メンテナンスの習慣

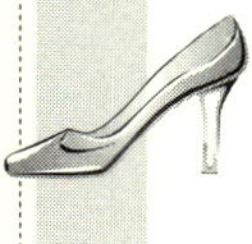

"魔法の習慣" No.20

体重計の場所を変えよう

若く、美しく、健康でいるためには、やはり「体重維持」が重要です！

ですが、40代女子の場合、これまで様々なダイエットに挑戦しては破れてきた、継続できなかった、という方も少なくないのではないでしょうか？

体重計なんて見たくない、という方もいらっしゃるかもしれませんね。

ですが、体重が増えてきて「まずい」と思い、だんだん量らなくなってしまうのが1番キケンです。

「痩せたい」と言って来店されたお客様に太った経緯をうかがうと、

「少しずつ太ってきたのでまずいなあと思っていたが、体重計が壊れてしまいしばらく量れずにいた。たまたま他所で体重を量ったら、すごく増えていてびっくりした」

と言う方が多いです。

みなさん、なぜか家の体重計が壊れるのですよね。

そしてなぜか7キロ太るとエステに駆け込む方が多いのです。

そこで、ついつい量り忘れてしまうという方に、良い方法をお伝えしましょう。

その方法はとっても簡単。**体重計を置く場所を変えてみる。**たったこれだけです。

普通は洗面所に置いてあると思いますが、忘れずに乗るために、毎朝スムーズに乗ることのできる場所に移してみてください。

女性は日常的に台所に行く方が多いので、台所に置いておくのがおすすめです。

私のサロンのお客様では、ベッドの横に置いておく、トイレの前に置いておくなどの工夫をしている方もいます。

記録は手帳、ノート、カレンダー、スマホなど続けやすいものが良いでしょう。体重計によっては記録してくれる機種もあります。

私は、体重計を台所に平らに置いて、朝食を作る前に乗ります。

そして衣服の分は引いて、台所のカレンダーに記録します。

立ててしまわずに平らに置いてあるのは、じゃまだなあと思い目に付くので、乗る習慣ができるからです。

"魔法の習慣" No.21

「1400キロカロリー」を意識しよう

体重を1キロ減らすためには、何キロカロリー消費すれば良いかご存知ですか？

1キログラムの脂肪を燃焼させるためには、約7000キロカロリーの消費が必要だとされています。

つまり、**現在よりも消費されるカロリーを7000キロカロリー増やす、もしくは摂取するカロリーを7000キロカロリー減らせば、体重を1キロ落とすことができる**のです。

消費カロリーを増やすことについては「chapter4　運動と呼吸の習慣」でお話ししますので、ここでは摂取カロリーを減らすことについて考えてみましょう。

まず、あなたは、自分が1日にどれくらいのカロリーを摂取しているかご存知ですか？

ざっくりとさえ分からない方が多いのではないでしょうか。

そこで、摂取カロリーを把握してみましょう。

今日、もしくは昨日の、自分の食べたもののカロリーを計算し、左の表に書き入れてみてください。

ただし、イモ類以外の野菜、海藻、きのこはカロリー計算に入れません。油を使ったドレッシングやソースは計算に入れてください。

最近は無料のカロリー計算アプリがスマホにありますので、摂取カロリーの計算はわりと簡単にできます。ファミレスもメニューにカロリーが掲載されています。インターネットでもすぐに検索できますね。

電車の中や、ちょっとした空き時間でもできますので、やってみるとわりと面白いですよ。

朝……
昼……
晩……
間食…
合計＝

さて、何キロカロリーになりましたか？

サロンではダイエット中は1日の摂取カロリーを**1400キロカロリー**にするようにとお伝えしています。

成人女性の場合、座り仕事の人は、体重50キロくらいの方で基礎代謝が1600キロカロリー、体重70キロくらいの方は1800キロカロリーくらいです。

体重70キロの方が1日の摂取量を1400キロカロリーにすると、1日400キロカロリーが足りなくなります。

1キロ体重を落とすためには、7000キロカロリーの不足が必要ですので、1か月続けると、1・6キロくらい減る計算となります。

実際にサロンでも50キロから70キロくらいの方が体重を落としたい場合、1日の摂取カロリーの目安を1200〜1400キロカロリーにすると、1週間か2週間で体重が1〜2キロ落ちます。

ですので、先ほどの1日のカロリーの合計が1400を大幅に超過している方は、体重を減らしたいのなら摂取カロリーを1400に近づける必要があります。

厚生労働省の生活習慣病予防のための健康情報サイト「e－ヘルスネット」によると、ハンバーガーのセットメニューや牛丼の並で約700キロカロリー、ショートケーキやアイスクリームなどは約400キロカロリーもあるそうです。

昼食にファストフードを食べて、おやつにケーキなどを食べると夕飯は何も食べられなくなってしまいますね。

このように考えると1日1400キロカロリーに抑えるのは難しく感じられるかもしれませんが、野菜や海藻、きのこなどを意識してとると意外と満足できる食事ができます。ぜひ実践してみてください。

"魔法の習慣" No.22

自分の体を客観的に見よう

ダイエットと言うと「体重を減らすこと」というイメージがあるかもしれませんが、単に軽くなればいい、とは言いきれません。「何を減らすか」が非常に重要です。

あなたの体重は単純に考えると、筋肉、脂肪、骨、内臓、脳、血液の重さの合計です。

細かい計算方法は76ページの図でご確認いただきたいのですが、60キロの方で頭の重さは約1・3キログラム、血液は約4・6キログラム、内臓と骨の重さは成人女性だと約21キロあるそうです。

骨、内臓、脳、血液の重さは増減しないので、体重が減るということは、筋肉と脂肪が減ることになります。つまり、単純に計算すると、60キロの方の場合、残り約33・1キロをどのように減らしたら良いかということです。

60キロで体脂肪が30％の方は、脂肪が18キロついており、女性は内臓脂肪が少ないので、その80～90％が皮下脂肪です。筋肉量が22％だとすると筋肉は13・2キロです。

むくんでいる方は水分で体重が1・5キロくらい多くなります。便秘だと、1回の排便が平均200グラムだそうですので、3回分くらいたまっていると、600グラムくらい。つまり、むくみがとれて便がすっきり出ると2キロくらい減ります。

いろいろ数字を並べましたが、ここで言いたいことは、2キロくらいはむくんでいたり便秘をしたりしていると簡単に上下しますので、**2キロ以上痩せたい方は皮下脂肪を落としましょう**ということです。

一時的な体重の減少ではなく、脂肪が減ったので体重も減った、という状況にするためには、皮下脂肪を落とすことが大切です。

皮下脂肪が落ちていくと体脂肪率が落ちますので、体脂肪率をチェックしていると、皮下脂肪が落ちているかどうかが確認できます。

あまり知りたくない事実なのですが、その脂肪の重さを認識して減らしましょう。**数字を見ていくと自分の体全体を考えることになります。脳、内臓、骨の重さなど、自分の体をあらためて客観的に考えることになります。**

自分の体を客観視することはダイエットには大切な習慣です。「体重」と一言で表されるものの内容について知って、あらためて自分の体を考えてみましょう。

体を客観視してみましょう!

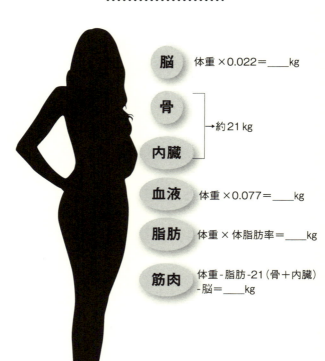

脳 体重 ×0.022＝____kg

骨
内臓
→約21 kg

血液 体重 ×0.077＝____kg

脂肪 体重 × 体脂肪率＝____kg

筋肉 体重 - 脂肪 -21（骨＋内臓）- 脳＝____kg

※便秘やむくみがある方は、2kgくらいそれらの重さが加算されている可能性があります。

※個人差がありますので、数字はあくまで目安です。

"魔法の習慣" No.23

体脂肪を減らす方法とは？

お持ちの体重計は体脂肪を計れますか？
計れないものしかないのでしたら、ぜひ計れるタイプの体重計に買い換えてください。

体脂肪が低いと体重の管理がしやすいのです。ダイエット成功後のリバウンドもしにくくなります。

まず、体脂肪を計ってみましょう。**30%以上ある方は要注意**です。**26%くらいまで下がると、スリム女子の仲間入り**です。サロンのお客様も、スリムな方はだいたい18%から25%くらいを維持しています。

ただ、30%超えになってしまうと、体脂肪を減らすということがとても難しくなります。お客様でも、体重は落ちたのに体脂肪が落ちない方が多くいます。

逆に体脂肪は落ちたのに体重が落ちない方はあまりいません。

理論的に考えると、筋トレをして筋肉を増やして脂肪が減るとしたら、筋肉は脂肪より1・2倍くらい重いため、体重は増えて体脂肪は減ると考えられます。

でも、女性にはほとんどこのような方はいません。

女性にとって筋肉を増やすことと、体脂肪を減らすことはとても難しいのです。女性は女性ホルモンの働きで皮下脂肪をためやすいですし、筋肉も増えにくいので、なかなか落ちないのです。

特に40代女子の脂肪はいままでためてしまったものですので、そう簡単には落ちません。男性でしたら、糖質抜きと運動で短期間に落とすこともできるのですが、女性は無理に落とすと、体の負担となり、便秘、生理不順、貧血などになります。

長い眼で見て、ダイエットを始めてしばらくは、体脂肪は落ちなくても気にしないでください。

体脂肪は落ちにくいのですが、正しいダイエットを続けていると、ちゃんと落ちますので、**あきらめないで続けることが大切**です。

サロンですすめている体脂肪を減らすおすすめの食事方法は、

・3食食べる
・夕食を8時までに食べ終わる
・魚を週に4日以上食べる
・週に4日はお肉を食べない
・毎日卵1個食べる
・葉野菜、海藻、きのこを合計で1日お椀3杯くらい食べる
・乳製品は食べない
・アマニ油を大さじ1杯、トマトジュースにいれて毎朝飲む

これに有酸素運動を加えると良いので、**30分以上歩く**（早歩き）ことをおすすめしています。

“魔法の習慣” No.24

ホルモンを利用してきれいになろう

40代女子にとって、女性ホルモンとのつきあい方はとても大切です。来るべき更年期を問題なく乗り越えるために、40代で女性ホルモンのバランスを整えておきましょう。

そこで、女性ホルモンについてのお勉強です。

女性ホルモンの周期で大事なのは、月経期（生理で出血がある間）と排卵期（排卵日前後3日くらい）です。

分泌される女性ホルモンにはらんぽうホルモンと黄体ホルモンがあります。らんぽうホルモンはエストロゲン、黄体ホルモンはプロゲステロンと呼ばれます。

わかりにくいので、私はお客様に説明するときは、**「卵を育てることを助けるらんぽうホルモン」**と**「育った卵の妊娠を助ける黄体ホルモン」**と呼んでいます。

この2つのホルモンが月経期と排卵期をはさんで多くなったり少なくなったりし

ます。

ダイエットもホルモン分泌の周期、つまり生理の周期にあわせて行うと効果的です。

ホルモンの関係で、生理の日を境に痩せ時期と太り時期があります。

サロンでもご来店の日を、生理の周期にあわせて決める場合もあります。

「卵を育てることを助けるらんぽうモルモン」は月経期の後半から排卵期までに多く分泌されます。

体も心も安定して、お肌の調子も体調もよく、脂肪が燃焼しやすくなります。

「痩せ時期」です。体温は低くなる低温期です。

生理後から1週間から10日くらいであるこの時期は、運動や食事調整などのダイエットの効果が高くなります。

この時期にサロンで痩身マシーンのコースを受けると脂肪が燃焼しやすいです。

「育った卵の妊娠を助ける黄体ホルモン」は、水分や栄養をためる働きをしますのでむくみやすくなり、太りやすくなります。

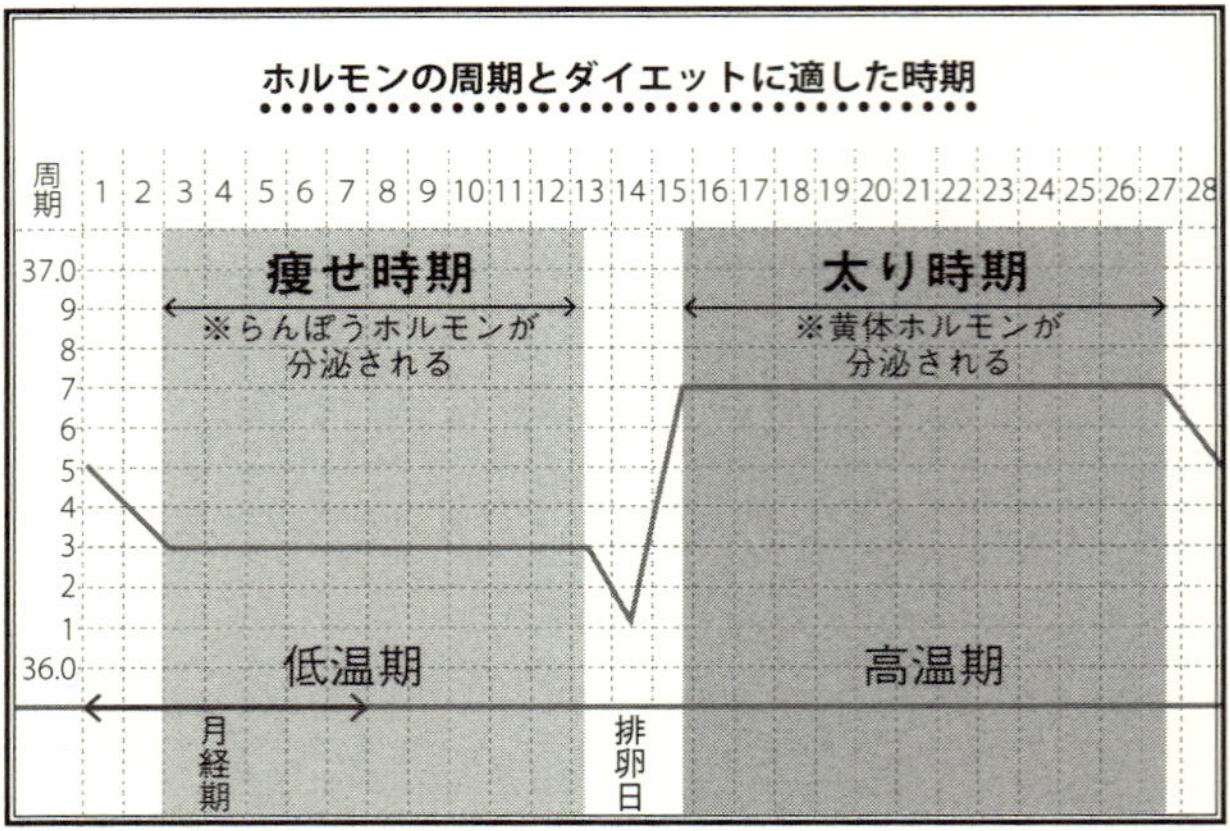

また、食欲が出たり、腰痛、いらいら、肌荒れなどの症状がでたりします。**「太り時期」**です。体温は高くなる「高温期」です。

この生理前1週間くらいから生理までの時期は食べたものがすぐ身になりやすくもなります。

この時期は食事に気をつけて、たんぱく質を多くとり、運動も多めにして、生理前の太りを予防しましょう。

どちらのホルモンが多く出る時期かによって体温が変わりますので、基礎体温を測って記録すると、ホルモンの分泌のサイクルと排卵期がわかります。

"魔法の習慣" No.25

自律神経とホルモンを整えよう

女性ホルモンとの付き合い方は、まず、**多少不調でも気にしない**ことです。

そして呼吸を整えてストレッチをする習慣をつける、病院に行くということです。

ほとんどの方は多かれ少なかれ、生理周期の乱れ、生理痛、生理前のいらいら、むくみ、排卵痛など、なにかしら生理について問題を抱えています。

そして生理については、本当に個人差があります。また、出産経験によっても違ってきます。

まず、生理前にいらいらしたり、むくんだり、お腹が張ったりするのはある程度は仕方がないことですので、気にしないようにしましょう。気にするとよけいいらいらします。

いらいらすると気持ちが緊張して、女性ホルモンの分泌を妨げます。

また、**40代はホルモンの分泌が衰えていく時期**です。

とても残念なのですが、まあ仕方がないので、できるだけ衰えの影響を受けないように、自律神経を整えましょう。

私も40代のころはストレスを抱えないようにして、適度な運動をして、太らないようにすることを心がけていました。太ると体のバランスが崩れる気がするからです。

食事は、「まごわやさし」を実践し、生理前後にたんぱく質を多めにとっています。

また、女性ホルモンを整えるために、ヨガやストレッチをすると良いという臨床結果がでているそうです。

腹式呼吸を意識すれば自律神経も整えることができます。

ホルモンバランスが乱れていると感じる方は、腹式呼吸をしながらヨガやストレッチをしてみましょう。水泳でも良いようです。体を動かして、呼吸（息継ぎ）をするので、良いのでしょう。

サロンでも更年期のお客様にヨガやストレッチをおすすめしています。

体が熱くなってほてってしまうホットフラッシュと呼吸が息苦しくなることに悩んでいたお客様が、ヨガを週に2回始めたところ、症状が軽くなりました。

また水泳を週に1回始めた方も、ホットフラッシュを感じなくなったそうです。

深い呼吸をしながら体を動かすことが効果的なのです。

“魔法の習慣” No.26

婦人科検診を受けよう

婦人科の検診は年に1回必ず受けましょう。

子宮がん、卵巣がん、乳がんは早期発見が大事です。

またがんではなくても子宮筋腫や内膜症などの病気もあります。

病院に行ったり、検診したりということは面倒なので、後回しになりがちですね。

職場の検診制度があれば定期的に受診できるのですが、それ以外の方は、お住まいの市町村の住民検診を受けるようにしましょう。

婦人科検診の受診についてお住まいの市町村の役所に聞いてみてください。私も区役所の無料の乳がんと子宮がんの検診を受けています。

なにか気になる症状がある場合も、産婦人科に行ってみましょう。

異常なしと診断されるかもしれませんが、お医者様に診てもらうと安心して多少の症状は改善されます。

また、月経の量が多い方、生理痛がひどい方、生理が長い方は子宮内膜症や子宮筋腫の疑いもありますので、ぜひ一度行ってみてください。

生理日でもないのに出血する不正出血があったら、すぐに行きましょう。

私も子宮筋腫があり経過観察をしてもらっていますので、年に1回婦人科に通っています。

そのときに、気になることがあったらお医者様に相談しており、症状によってはホルモン検査もしてもらっています。

昨年の検査でホルモン検査をしたところ、女性ホルモンが少なくなっていることがわかり、いよいよ更年期が近づいていることがわかりました。

そこで、症状を軽くするために週に2回以上はヨガのレッスンを受けることにしました。おかげで症状はだいぶ軽くなりました。


婦人科に限る話ではありませんが、**女性はホルモンバランスや甲状腺の機能障害で脂肪を消費できない体になり、痩せにくくなる方が多くいらっしゃいます。**

私のお客様にも、どうも痩せにくいという方で、検査をしてみたところ甲状腺の腫瘍が見つかったというケースがありました。

甲状腺の検査は通常の健康診断や人間ドックでは検査項目に入っていませんので、なんとなく不調を感じる方は、検診のときに甲状腺検査について相談してみてはいかがでしょうか。病院の内科や婦人科でも検査をしてくれます。

また、ホルモン剤などの薬の服用で太りやすくなり、体重のコントロールが難しくなることもあります。

サロンではそのような方には代謝をあげるために「まごわやさし」の食事と、適度な運動をおすすめしています。

サロンのお客様で、ひどい生理痛をやわらげるためにホルモン剤を服用していて、その影響で、少ししか食べていないのに体重が増え続けている方がいました。

その方に、3食きちんとお米を食べることと（白米と麦を混ぜて炊いたものを、お茶碗軽く1杯くらい）、小麦粉（パン、洋菓子など）を避けてグルテンフリーの生活をすること、「まごわやさし」を毎日とること、1日30分から1時間歩くことを実践してもらいました。

2か月ほどで、体重が2キロ減り、体が軽くなったし便秘も治ったと喜んでいました。

“魔法の習慣” No.27

セルライトに向きあおう

セルライトは多くの40代女子にとって深刻な悩みのひとつです。

痩身サロンのエステティシャンの毎日は、お客様のセルライトとの戦いと言っても過言ではありません。

日本人女性の80％以上にセルライトがあると言われています。

セルライトは病気ではないので、セルライトが大きくなっても命に別状はありません。

ただ、セルライトがあると脂肪の燃焼がうまくいかなくなり、代謝が下がり、痩せにくくなります。

大きくなると皮膚の表面がぼこぼこになりますので、見た目も気になってきます。

さらに大きくなると皮膚の表面が固くなり、触るだけで痛くなります。

スリムになるために、またスリムな体形を維持するためには、セルライトをきちんとケアして小さくすることが必要です。

多少手間と時間はかかりますが、正しいお手入れを地道に続けると小さくなります。

【セルライトのステージとセルフチェック】

セルライトは大きさにより4つのステージがあります。セルライト化の進行度合いをチェックするのにわかりやすいので紹介します。

●ステージ1

皮膚を両手で囲むようにしたときに細かいでこぼこがある。表面にはでこぼこは現れていない。これは初期のセルライトです。

●ステージ2

立った状態で皮膚の表面がでこぼこしている。脂肪細胞がセルライト化しています。

●ステージ3

セルライトが大きくなり、寝た状態でも皮膚の表面がでこぼこしている。押すと痛みがある。セルライト化がかなり進行しています。

●ステージ4

皮膚のでこぼこが固くなり、痛みを伴うセルライト。

セルライトのセルフチェックは簡単です。

肉のある部分をつまんでみてください。つまんでみて表面がでこぼこしていたら、ステージ1のセルライトができています。

つままなくても表面がでこぼこしていたら、ステージ2のセルライトができています。

セルライトは太ももの裏、二の腕、お腹などにできやすいのですが、1番できやすい部分は太ももの裏で、痩せていても太ももの裏にだけはセルライトがあるという人も少なくありません。

太ももの裏も鏡で見てみてください。皮膚の表面にぼこぼこしたものがあると、ステージ2のセルライトです。

ステージ2のセルライトを見つけたら押してみてください。痛みがあるとステージ3のセルライトですので、セルライト化がかなり進行しています。

ステージ4は日本人にはほとんどいないと言われていますが、肌の表面がぼこぼこして、固くなり毛穴が目立ちオレンジのようになります。

セルライトは欧米では別名オレンジピールといわれています。

軽く触るだけで痛みがあり、内出血をしやすいので、ところどころあざができています。

自分のセルライトが現在どの段階にあるのかをチェックしてみましょう。

"魔法の習慣" No.28

セルライトは自分でもケアができる！

セルライトを適度な力でほぐしつつ、リンパを流すセルフマッサージが効果的です。簡単なセルフマッサージの方法を紹介します。

●手・脚

セルライトが気になる部分を、心臓に遠いほうから近い部分に向かって手のひらで流します。

クリームやオイルを塗り、少し圧迫するように、気持ちの良い程度の力で行います。1箇所10~20回。

スピードは、足首から膝までが1~2秒くらいを目安にしますが、多少ゆっくりになったり速くなったりしても気にしないで、老廃物が流れていることをイメージします。ひとつの部位をはじからはじまで丁寧に流しましょう。

●お腹

両手をかさねておへその周りを時計周りに10回から20回まわしてください。

次にわき腹のお肉をおへそに向かって流します。右のわき腹は左手で、左のわき腹は右手で行います。これも10回くらい行います。

クリームやオイルやセルライトケア用のものも市販されていますので、そちらを使うとより効果的です。


セルフマッサージは手が疲れますのでここまででも良いのですが、余裕がある方は、次の方法もおすすめです。

気になる部分を、

①セルライトの気になる部分を、手の全ひらを使って何回かつまんで、
②つまんだ部分を、心臓から遠いほうから心臓に近いほうに流す。

マッサージの基本はほぐして流すことですので、①と②はセットで行ってください。

セルライトは時間をかけてできたものですので、その解消もすぐに効果が現れるものではありません。

地道に続けることが必要です。習慣化させて、気長に続けてみましょう。

セルライトケアのマッサージは行う前に体を温めると効果的ですので、お風呂上りや、ホットタオルなどでマッサージをする部位を温めてから行ってください。

ホットタオルはぬらして絞ったタオルを電子レンジで1分くらい温めるとすぐにできます。

マッサージは入浴中に行うこともおすすめです。足、腕、お腹をゆったりとマッサージしてあげてください。

エステサロンではセルライトケアのマシーンやマッサージでセルライトを小さくしますが、それでもある程度の時間がかかります。

セルライトケアコースは10回から12回が1セットになっているのはこのためです。

セルフケアもすぐに結果を出すことは難しいので、ある程度の時間は必要です。

気長に続けてみてください。

"魔法の習慣" No.29

セルライト化を防ぐ簡単な方法

セルライト化の原因は太る原因とほぼ同じですので、その予防も太らないことです。つまりダイエットと同じです。

食べ過ぎない、適度な運動をする、冷やさない、ストレスをためない、ホルモンバランスを整える、睡眠時間を確保するなどです。

この中で特に大事なことは、**セルライトの部分を冷やさない**ことだと思います。冷えるとさらにセルライトが悪化するからです。

サロンのお客様にも、セルライトを増やさないためには冷やさないようにしてくださいとお伝えしています。

以前は冬に特に注意してもらっていたのですが、最近は夏の冷房にも注意してもらっています。

冬は寒いのできちんと着るものを着て温かくしているのですが、夏はついつい薄着で冷房の中にいる時間が多くなります。

セルライトの気になる部分は、たとえば腕でしたら、長袖を着るようにしたり、太ももでしたら、スパッツをはくか腰巻を巻くようにして、冷えを防ぐようにしましょう。

また、夏でもお風呂にきちんと入り体を温めることは、セルライトの予防にも効果的です。

そして、血管が破壊されることでセルライト化が進みますので、血管を丈夫にすることも大切です。

別の項の血管を丈夫にする食習慣を参考にして、セルライトの予防のためにも血管を丈夫にしましょう。

“魔法の習慣” No.30

O脚も自分で直せる！

脚のゆがみ癖は40代でなおしておきましょう。ビジュアル的にもまっすぐですらっとした脚はきれいですよね。

とくにO脚は、年齢とともにひどくなります。

もともとO脚ではない方も、脚の筋肉の衰えや体重の増加が原因でO脚になる方が増えてきます。

そしてこれが、50歳、60歳になったときに、膝や腰の痛みにつながります。

脚の骨が歪むことにより、膝の軟骨がすり減っていき、膝の痛みを引き起こすのです。

O脚の診断は簡単です。

かかとをそろえて立ったときに両足の膝の間があいているとO脚。3センチ以上あいている人は要注意です。

私もひどいO脚でした。それも、立ったときに両足の間が5センチくらいある、かなり立派なO脚。

でも、サロンで美容矯正の技術をとりいれたことをきっかけに、自力で直しました。実は美容矯正士の技術研修で、一緒に研修したプロの整体師の先生達からO脚を指摘され、直さねば！　と決意したのです。

美容矯正士になり、骨格と筋肉について研究して、骨格は日常での筋肉の動かし方が大きな影響を与えるということを学び、また自分自身でも実感しました。

いくら矯正士が矯正をしても、根本的に直すことは難しいです。

私自身も美容矯正士の技術研修中に、モデルになりながら研修するため、少しO脚がよくなったのですが、数日で戻ってしまいました。

これは**日常の筋肉の動かし方を変えなければいけない**と実感して、初めは知り合いの整体の先生やジムのトレーナーにいくつかエクササイズを教えていただきました。

そして、できるだけ続けられるように、自分でもアレンジを加えて、最も効果的なエクササイズを1日に数分行いました。

なおる段階にあわせて、1週間くらいで内容を少し変えて、徐々に無理なく筋肉と骨の動かし方を変えると、形が目に見えて変わってきました。

歩くことも楽になり、脚のももが少し細くなってきました。

O脚は4か月くらいでなおりました。その方法をサロンのお客様に教えたところ、早い方は3か月くらい、遅い方でも6か月くらいできれいな脚になりました。

そのエクササイズの方法はとても簡単です。chapter4の歯磨き中の体操でご紹介しますので見てみてください。

O脚は年齢とともにひどくなっていきます。加齢により、ももの内側の筋肉が衰えてくるためです。ですから、いまO脚ではない方も注意が必要です。

40代に入ったら、この簡単O脚エクササイズを行ってみてください。脚の衰えは、足首と内ももが大事です！

ただし、このエクササイズを行って、腰が痛い、膝が痛いなどの症状がでてしまう方は、自力では難しいかもしれないので、信用のおける整体サロンなどに行くことがおすすめです。

その際の注意は、**自宅でもできるエクササイズを教えてもらい、自分でも正しい筋肉の動かし方を身につける**ことです。

また、日常生活でも、座ったときや立ったときに膝の間の力を抜かないように注意してください。

座っているときに股を開いているのは、女子としてのお行儀も問題です。

椅子に座って足の間にペットボトルをはさむエクササイズも効果的です。お仕事の合間にもできますので、やってみてください。

ここでも、変わるために自分でも多少は努力しなければいけないのです。

でも、脚の形は目に見えて変わることが実感できますので、やりがいがありますよ。

"魔法の習慣" No.31

整えるだけで美しくなる骨盤の魔法

現在のあなたの筋肉と骨は、どのようにどれだけ動いたかの結果です。

日常生活で、体をきちんと正しく動かしていれば、筋肉を鍛えることができ、骨のゆがみを直すことができるのです。

骨盤のゆがみも40代から意識しなければいけないことのひとつです。健康の面からも美容の面からもゆがみをとることが大事です。

みなさん多かれ少なかれ骨盤は歪んでいます。ほとんどの方は右の腰骨が左より前に出ています。

原因は歩くときの癖や、地球の自転の関係とも言われています。

日常生活の癖、歩き方、走り方、座り方などゆがみには個人差がありますが、40年も生きていると、ゆがみはたいそうたまってしまいます。

このまま放っておくこともできませんので、ゆがみをとることをなにか始めてみてください。

生活をしているとどうしても歪んでしまいますので、ゆがみを直すなにかを習慣にすることが大切です。

サロンでは取り急ぎすぐできることとして、**おしり歩きと寝る前のストレッチをおすすめしています。**

骨盤が整うと、美容的にも良いことがあります。お腹がひっこみ、脚の形がきれいになります。

私のサロンでも、マッサージや美容機器でセルライトや脂肪をもみほぐしても、なかなかボディラインに変化が出ない方がいらっしゃいました。

そこで骨盤矯正の技術をとりいれたところ、下腹部のサイズが減り、脚のラインがきれいになる方が増えました。

骨盤矯正で年齢とともに広がった股関節を内側に閉じるので、ももの外側の肉が内側に移動するため、ももの横幅が小さくなり、形がきれいになります。

また、下腹部のお肉も引き上げられるので、少なくなったように見えます。

残念ながら骨盤矯正では脂肪に直接働きかけることはありませんので、見えるだけなのですが、細く見えるということは大事ですよね。

骨盤については、みなさん多かれ少なかれ歪んでいますので、そう深刻にならなくてもいいのではと思います。

ご自分の不調がすべて骨盤のゆがみが原因だと思っているおおげさな方もいらっしゃいます。

そのような方は、あまり神経質にならず、リラックスして心のゆがみをとることが大事なのでしょう。

深い呼吸をしてストレッチをすると、骨盤矯正とリラックス効果もありますので、やはりストレッチはおすすめですね。

chapter4でも取り上げていますので実践してみてください。

“魔法の習慣”No.32

腸内環境改善で便秘とさよならする

40代女子で便秘に悩んでいる方はわりと多くいらっしゃいます。

便秘については、テレビや雑誌でも特集され、いろいろな本も出ていますので、みなさんそれぞれ対策をとっていると思いますが、この本でおすすめするベジタリアン（魚は食べるけど）のヨガ愛好家の生活をして、食事は「まごわやさし」と玄米生活、呼吸は腹式呼吸、という生活を続けると、改善されていくと思います。

サロンのお客様でも、ひどいストレスや腸になにか問題を抱えている方以外は、ほぼみなさん改善しています。

野菜など食物繊維の多い食事と、玄米と、呼吸にあわせたストレッチで腸内環境がよくなるようです。

また、サロンでは骨盤調整をして、腸マッサージをしているので、下がった腸の位置が戻って、便秘の改善につながっているようです。

対策をとる場合は、**食事、呼吸、運動、セルフマッサージが大切**です。

"魔法の習慣" No.33

血管年齢が若返れば、肌もきれいになる！

「血管年齢」とは、血管の弾力性を測り、血管の老化度合いを年齢で表す数字です。動脈硬化の予防のために大事な目安となっています。

40代女子にとっては動脈硬化といってもあまりぴんと来ないと思いますが、**血管を若く保つことは、体の内側を若く保つこと**です。

そして、血管年齢が若いと、代謝が上がり、見た目でもお肌がきれいになり、シミ、しわが少なくなります。

つまり血管年齢は美容とダイエット、そしてアンチエイジングにとても重要です。

「体は血管とともに老いる」と指摘するお医者様も多くいます。

血管年齢が高い方の多くは、中性脂肪値や悪玉コレステロール値も高いようです。

そして中性脂肪値もコレステロール値も高い方は、体脂肪が多くなり、体重も落ちにくくなります。

私も血管年齢には気をつけています。

なぜなら、主人がまだ40代のころ、血管年齢が80代と診断されてびっくりした経験があるからです。ちなみに私は年齢相応でした。

遺伝的な体質、仕事のストレスなども影響しているのですが、このままでは動脈硬化になってしまうので、食事を見直すことにしました。

いろいろ調べて実践していくうちに、主人の血管年齢は50代くらいまで改善しました。

血管年齢の改善方法とは、**規則正しい食生活、脂肪分の少ない食事、野菜を多く食べる、青魚を毎日食べる、適度な運動、これもダイエットと同じです。**

血管年齢を若返らせる生活は「血管ダイエット」としておすすめです。

血管ダイエットで**とくに重要なのは、青魚を毎日食べること**です。

これは血管を強くする脂肪酸のＥＰＡをとるためです。

つまり良い油をとるということなので、アーモンドをとることと同じです。悪い油を洗い流してくれます。

さらに、良質のたんぱく質は細胞をつくり、血管を丈夫にします。

かなり以前からテレビや雑誌では「血液さらさら」がとても流行っています。

血液をさらさらにすると血流がよくなりますので、健康と美容のためにはとても大事なことです。

でも血液をさらさらにするだけでは、血管年齢は若くなりません。

血管年齢を若くするには3つのポイントがあります。

①流れる血液がさらさらかどうか

②血管に脂肪がついて詰まりやすくなっていないか

③血管の細胞が丈夫かどうか

血管と血液は水道管と水のような関係です。

流れる水をきれいにすることも大事ですが、管に汚れが付着していたりごみがたまっていたりしたら、水の流れも悪くなり、ついには詰まってしまいます。

また、水道管自体がぼろぼろになっていてもいけません。

血液をきれいにするためには、

・「血液さらさら」といわれるたまねぎ、酢などと野菜中心の食生活
・血管についた脂肪をとるためには、「良い油をとる」（ナッツを食べたり、オリーブオイル、ココナッツオイル、アマニ油などのオメガ6またはオメガ3の良い油をとったりする）
・血管の細胞を丈夫にするには魚介類を食べて良質なたんぱく質をとる

という3つのことを実践してください。
血管年齢は病院ですぐ調べてもらうことができます。
検査時間は10分もかかりませんし、費用も保険適用ですと、1000円以下です。
一度調べてもらうことをおすすめします。

"魔法の習慣" No.34

歯周病は正しい食生活で防げる

あなたは虫歯がありますか？

虫歯は痛くなるのできちんとケアしている人が多いのですが、意外な盲点が歯ぐきです。

歯ぐきの病気とは**歯周病**のこと。以前は歯槽膿漏《しそうのうろう》とも呼ばれていました。

歯周病にかかると、歯が抜けてしまうだけではなく、口の中の細菌を飲み込んでしまい、それが体を巡って心臓、肺、腎臓、子宮などの病気を引き起こしたりします。あまり知られていないのですが、恐いですよね。

20年くらい前までは治らないといわれていたのですが、原因が口の中の細菌（口腔常在菌）によって起こる感染症ということがわかり、適切な治療と歯磨きの方法や生活習慣の見直しで治すことができるようになりました。

日本人の7割以上が、40代では8割以上の人が発症しています。歯周病は40代のうちに治しておきましょう。

歯周病の怖いところは、自覚症状がないことです。痛みや腫れの症状が出てくるのは末期になってから。

歯周病は検診でわかりますので、定期的に歯科検診を受けてくださいね。

受ける機会のない方は、歯医者さんで一度検査をしてもらってください。

なんといっても8割以上の人がかかっているのですから、とりあえず検査をしてみましょう。

私も48歳の時に区の歯科検診で初期の歯周病と診断されました。

どうしよう！　と思ったのですが、歯のクリーニングをしてもらい、正しい歯磨きを指導してもらいました。朝晩きちんと磨いていたら、6か月後には無事治りました。

歯周病の予防と治療は毎日の歯磨きだそうです。

歯の磨き方は歯医者さんで歯科衛生士の方が教えてくれます。また定期的に歯の歯垢をとるクリーニングをすると良いそうです。

ちなみに歯周病とダイエットも深く関係があります。

最近では歯周病も生活習慣病といわれています。カロリーのとりすぎや糖分、脂質のとりすぎが歯周病を招き、さらに悪化させ、治療の効果を遅らせるそうです。

つまり、**栄養とりすぎの食生活を送っていると歯周病になり、その後も治りが遅い**ということです。

歯周病の予防と治療のためにも、正しい食生活が大切なのですね。

また、よく噛むこともダイエットにとって必要ですが、それも歯と歯ぐきに痛みや腫れがあったらできません。歯と歯ぐきを丈夫にしてよく噛んで食べましょう。

40代女子にとって、今後の人生を健康で美しくすごすためには、歯と歯ぐきをケアすることは必要なこと。

毎日顔の汚れを落とすように、歯の汚れもきちんと落とさないといけないのですね。

そして、歯医者さんに定期的に行ってクリーニングをしてもらいましょう。虫歯の早期発見にもなります。

虫歯ももしあるのでしたら、早いうちに治しておきましょう。歯を大切にすると、数十年後に良いことがあります。

自分の歯で食事ができるお年よりは健康寿命が長いという調査結果がでています。

厚生労働省は８０２０運動を推進しています。80歳で20本の歯を残そうということ。

健康で長生きするためにも、歯を大切に。歯医者さんとは仲良くしておきましょう。

“魔法の習慣”No.35

舌を磨くだけで太りにくくなる

口の中といえば、舌も気になります。

舌を出して鏡で見てください。白くなっていたら、それは**舌苔**《ぜったい》です。

口臭の原因になるようですが、特に治療対象にはなっていません。

ですがダイエットに悪影響ですので、お客様に舌を磨くことをおすすめしています。

なぜ舌苔が悪いかといいますと、舌苔ができると舌で味覚を感じにくくなるので、味が濃くなってしまうからです。

濃い味は塩分が多いのですが、糖分も多くなりがちです。

塩分と糖分の過剰摂取はダイエットの大敵。健康的な薄味の食事に満足できなくなってしまいます。

私の場合は主人が結婚当初から「歯磨きのついでに舌を磨こう」と言っていたので、2人で歯磨きのついでに歯ブラシで舌も軽く磨いていました。

2人とも結婚当初から体形が変わらないのは、そのおかげかもしれないと思い数年前に調べてみると、たしかにダイエット的にも、**舌を磨かないと味覚が鈍くなり、ついつい糖分を多くとる結果につながる**ということが分かりました。

そこでお客様にも「舌を磨いてみましょう」とおすすめしています。

これで激痩せした方はいないのですが、口の中がさっぱりすると好評です。甘いものがほしくなくなったという方もいました。

私は歯ブラシで軽く磨いていますが、舌のブラシも販売されています。

歯医者さんによると舌は敏感なので舌ブラシを使ってくださいとのことです。1日の回数は歯ブラシのついでに朝晩すればいいようです。

そもそも舌苔の主な原因は、細菌、食べ残しの付着、喫煙、口呼吸、唾液の不足、胃の病気、ストレス、自律神経の乱れなどです。糖質のとりすぎも一因となるそうです。

舌苔ができると塩分と糖分を多くとってしまい、喉が渇くため口の中も乾きます。するとまた舌苔ができて味覚が鈍くなり……と悪循環になってしまいます。

歯周病と同じように、口の中が不衛生ですと体全体に影響を与えます。舌苔を防ぐためにも、食生活を見直すことが大事なのですね。

40代女子は、歯、歯ぐき、舌にも気を配ることをおすすめします。

“魔法の習慣”No.36

白髪は黒ごまで防ぐ！

40代女子にとって白髪や老眼は自分が歳をとったなと実感してさびしくなるものです。

しかし、生物として仕方ありませんので、あまり気にせず、上手につきあっていきましょう。

とはいっても、できるだけ少なくしたいものです。**白髪対策には、黒ごま**を食べることをおすすめします。

私も毎朝お味噌汁に黒ごまを大さじ1杯入れて食べているせいか、50歳を迎えても白髪がほとんどありません。

私の両親も白髪があまりないので、遺伝的なものもあるのでしょうが、黒ごまと抗酸化作用のある食べ物を心がけているおかげだと思っています。

私の父母は彼らの兄弟に比べてはるかに白髪が少ないので、ごまを多く食べて、和食中心、という2人の食生活も良いのだと思います。

私の主人は若白髪家系で、義父は40歳すぎから白髪になり50歳ではほとんどの髪が白かったようです。

でも主人はお味噌汁に黒ごまを大さじ1杯を入れているおかげか、50歳をすぎても半分くらいでとどまっています。

また、頭皮を健康に保つことも大切です。

私は美容院でトリートメントを1年に1回しています。頭皮に皮脂をためないということで、これも白髪予防に良いのかなと思っています。

お客様でも、50歳をすぎても髪の毛がつやつやしている方がいらっしゃるのですが、月に1回くらい**荒塩を頭皮にすりこんでいる**そうです。

私もたまにしています。シャンプーの前に、全体に大匙1杯くらいを目安に、髪の毛をかきわけて少しずつすりこみます。そのあとにシャンプーとリンスをします。

この方法も頭皮を健康に保ち、頭皮のむくみをとるために良いのだと思います。

白髪は黒ごまと頭皮ケアでなんとか乗り切りましょう。

"魔法の習慣" No.37

老眼は遠ざけられる！

老眼も40代女子にはそろそろ気になります。

近くが見えないとあらあらと思ってしまいます。

老眼の原因は眼の焦点をあわせる筋肉の老化ですので、まず老化防止に体を若く保つことが大切です。

ここでも抗酸化作用のある食べ物を心がけると良いですね。

また、**眼にはアントシアニンという成分が効果的**ですので、ブルーベリーや紅芋などを定期的に食べるようにすると良いようですね。

私は紅芋酢を夜寝る前にオレンジジュースに入れて飲んでいます。クエン酸とアントシアニンがとれて一石二鳥です。

そして**眼の筋肉を鍛える**こともおすすめですので、眼の運動を毎日することを習慣化しましょう。

やることがたくさんありますが、1つ1つは大変なことではないので、習慣にしてしまうと楽ですよ。習慣化は難しいと思われるならば、老眼が気になったときにちょっとやってみましょう。

●眼の運動

①目の前に両手の人差し指を立てます。
②片方を遠くに、もう片方を近くに立てます。
③両目で遠くの指のつめを見て、次に近くの指のつめを見ます。

眼の焦点を動かす運動ですので、1秒間に1カウントくらいのリズムで、テンポよく続けます。10回を1セットにして3セット以上やるようにしてみましょう。

私は歯を磨いた後に1セットやっています。1日3セットやることになりますので、ちょうどいいですよ。

また、眼については、眼の周りのたるみやしわの防止に、まばたきを多くするようにすると良いです。まばたきは眼の周りの筋肉を使いますので、たるみやしわの防止に効果的です。パソコンをする時間が長い方には、ドライアイの予防にもなります。

POINT

□体重計の場所を目に付きやすい場所に変える
□痩せたいのならば摂取カロリーの目安を「1400キロカロリー」にする
□自分の体を客観視し、「体重」ではなく「体脂肪」を落とす
□自律神経とホルモンを整え、ダイエットはホルモンの周期に合わせる
□定期的に婦人科検診を受ける
□セルライトのチェック・ケアを行い、セルライトの部分を冷やさないようにする
□歯磨き中のエクササイズでO脚をなおす
□お尻歩きとストレッチで骨盤のゆがみをとる
□「まごわやさしい」と呼吸で便秘を解消する
□血管のためにたまねぎなどの野菜、魚介類、オリーブオイルなどの良い油をとる
□歯、歯茎、舌に気を配る
□黒ごまと抗酸化食品、荒塩で白髪を抑える
□ブルーベリーや紅芋(アントシアニンを含む食品)を定期的に摂取する
□目の運動をする

chapter4

運動と呼吸の習慣

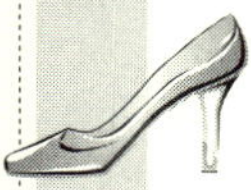

"魔法の習慣" No.38

定期的な運動が体を若返らせる

厚生労働省の調査によると、40代で定期的に運動している人の割合は4人に1人です。

ここでいう定期的な運動は週に2回以上、1回30分以上の運動を1年以上続けている人なので、週に1回の人は入っていません。

週に1回の人も入れると、割合は上がるとは思うのですが、とにかく、定期的な運動習慣を続けている人はそう多くなさそうです。

仕事や家事に忙しい40代にとって、定期的な運動を続けることはハードルが高いのですが、筋肉が落ちると、代謝が落ちてしまいます。日常の動きも緩慢になります。

40代にはいると、何もしなくても筋肉は落ちていきます。

40代の10年で筋肉は8％落ちるという報告もあります。

思い切って、定期的な運動を始めてみましょう。また、定期的な運動を続けている方は、ぜひそのまま続けてください。40代では貴重な4人に1人の方です。

"魔法の習慣" No.39

おすすめはヨガ！

それでは、これから定期的に運動を始めようとしている方は、なにをすれば良いでしょうか。この質問はお客様からもよくされます。

私は**ヨガ**をおすすめしています。

ヨガは流行っているので、施設も身近に見つけやすくＤＶＤもたくさん出ています。定期的な運動として始めやすいうえに、激しい運動ではないので続けやすいのです。

さらに、ヨガは運動の内容にも良い点がたくさんあります。

ヨガのポーズはストレッチ効果がありますし、腹式呼吸の練習もします。腹式呼吸は有酸素運動と同じ効果がありますので、30〜60分くらい続けて行うと脂肪燃焼効果が出やすくなります。

ある程度筋肉を使いますが、静止するポーズが多いので、体を支える内側の筋肉、体幹が鍛えられます。

リラックス系のヨガはつらいポーズもなく、気持ちよく体が伸びますので、疲れた

ときにマッサージに行くような感覚で受けることができます。

私の主人はヨガレッスンに定期的に参加することを始めて4年くらいになりますが、肩こりと腰痛も楽になったそうです。

ヨガをおすすめすると、「私は体が固いので無理」という方がいらっしゃいますが、固くても大丈夫です。

私もとても体が固くて、座って足を伸ばして体を前に倒す前屈は不得意です。固くて前に倒れません。

でも、今からインストラクターを目指すわけではなく、健康と美容のためにやっているだけですので、無理をしないでできる範囲でポーズをしています。

ポーズをきちんとするよりは、腹式呼吸をしっかりすることに気をつけています。後ろのほうで、目立たないようにして、マイペースで参加しています。

初めてヨガをする方へのアドバイスです。

ヨガといえどもいろいろ種類があります。リラックス系のストレッチやセルフマッサージを取り入れたものから、きついポーズをばんばん行い汗をかくものまで、運動量に差があります。

運動になれていない方は、リラックス系のヨガから始めると良いでしょう。多少疲れているときでも気軽に参加できますし、肩こり、腰痛、むくみも楽になります。続けることが大事ですので、続けやすい程度の運動が良いでしょう。慣れてきたら、運動量の多いレッスンにも出てみてください。

体調にあわせて、疲れているときはリラックス系、元気なときはきついポーズも行うヨガという使い分けもできます。

体力に自信のない方は、まずリラックス系で体を慣らしていきましょう。

"魔法の習慣"No.40

ヨガ以外にもおすすめしたいこと

ヨガのほかにはピラティスもおすすめです。

姿勢や体幹の使い方の勉強になります。呼吸はヨガとは違い、胸式呼吸です。目的は筋肉をつけることですが、大きな筋肉をつけてむきむきになるのではなく、体を支える内側の筋肉、体幹の筋肉がついてきます。

筋肉運動がきついので、少し運動になれた方は挑戦してみてください。


どこかに通ったりする時間もないし、大々的にではなく、手軽になにか自宅で始めたいという方は、ストレッチをするだけでも良いでしょう。

腹式呼吸をしっかり行って、1回30分、週に2回以上やってみてください。

全身の筋肉の運動、呼吸器官の強化、腹式呼吸による有酸素運動と同様の脂肪燃焼、自律神経の調整、ホルモンバランスの調整などの効果があります。

そのほか、加圧トレーニング、スポーツクラブでのトレーニング、ウォーキング、ランニング、ダンス、球技など楽しく続けられるのでしたらなんでも良いです。

ただし、定期的な運動をしているのに痩せないとお悩みの方は、運動の質を変えてみましょう。

激しい運動は控え、腹式呼吸をしっかり行うストレッチをしてみてください。

セルライトや皮下脂肪があるのに運動して筋肉がつくと、皮下脂肪と筋肉が混ざり霜降り状態になってしまいます。

皮下脂肪と筋肉が混ざると硬くなり、さらに燃焼しにくい体になってしまいます。

皮下脂肪を落としながら運動するようにしてください。

体脂肪率が28％以上ある方にこのような方が多くいます。いわゆる代謝が下がっていますので、このような方は代謝アップのためにも「しっかり腹式呼吸」を行うストレッチが必要です。

「しっかり腹式呼吸」ストレッチはできれば、1回30～60分、週に2回か3回くらいがんばってみてください。体が脂肪を燃焼するサイクルができてきます。

"魔法の習慣"
No.41

体を若返らせる魔法の5分間ストレッチ

簡単なストレッチをご紹介します。伸ばす、回す、ひねるがポイントです。

ストレッチ中は、背筋を軽く伸ばして、胸を開き、息をたくさん吸い込めるようにします。吸うときはお腹を膨らませて、吐くときはお腹を目いっぱいへこませましょう。

腹式呼吸は、呼吸とともに骨盤が一緒に動くような呼吸をします。

吸うときは、おなかを膨らませますので、骨盤が前傾します。上の部分が前に傾きます。背筋が伸びるイメージです。吐くときは、おなかをへこませますので、骨盤が後傾します。下の部分が前に出ます。恥骨が少し前に出るイメージです。

骨盤は呼吸の結果として動きますのでほんの少しだけ動きます。

動きを大きくすると腰痛になるおそれがありますので気をつけてください。

このストレッチだけでは30分もたないので、本や雑誌などを参考にして、気になる箇所を重点的にケアするストレッチをプラスしてみてください。たとえば、肩こり解消、ヒップアップなどです。その際も、**「しっかり腹式呼吸」**は忘れないでください。

5分間ストレッチ

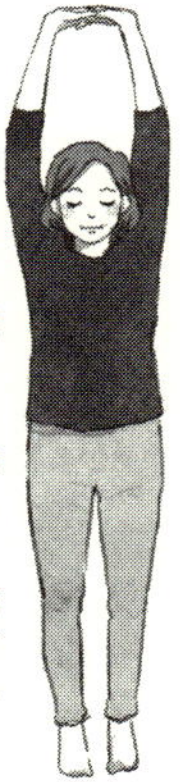

①伸ばす

両手を組んで、息を吸って背伸びします。息を吐いて少し力を抜きます(5回)。
※エクササイズを行う際は足を踏ん張り、体がぶれないようにしっかりと立ちます。
簡単な動きですが、筋肉にある程度の負荷がかかりますので、軽い筋肉運動になります。

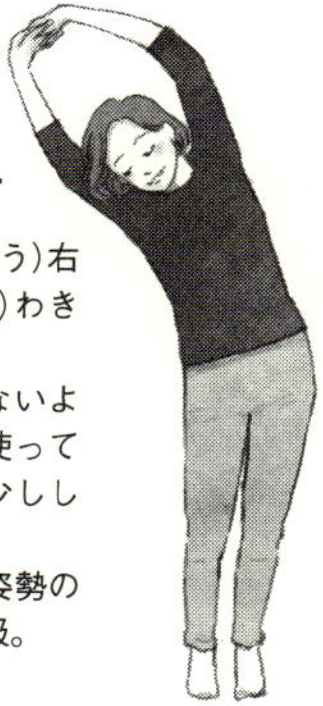

②伸ばす

背伸びをして(吸う)右に倒して、(吐く)わき腹を伸ばします。
前かがみにならないように注意。脇を使ってきちんと倒すと少ししか倒れません。
右に倒した同じ姿勢のまま3回腹式呼吸。
左も同じように。

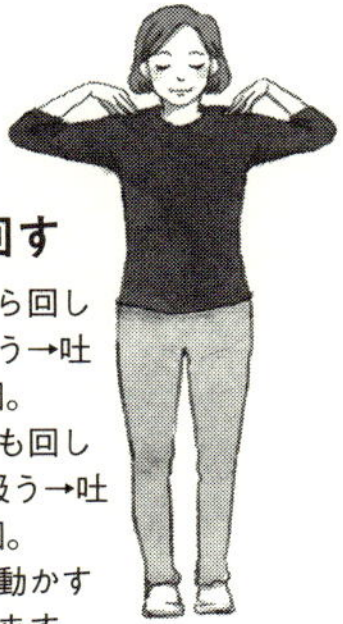

③回す

肩を前から回します（吸う→吐く)。5回。
後ろからも回します。(吸う→吐く)。5回。
肩甲骨を動かすようにします。

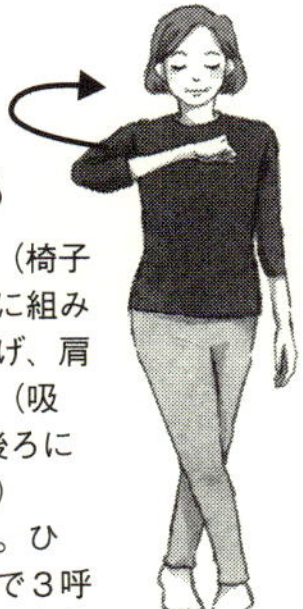

④ひねる

右足を前に出して（椅子の場合は右足を上に組みます）右の肘を曲げ、肩の高さに上げます（吸う)、上半身を右後ろにひねります（吐く）
胸は開きましょう。ひねったままの姿勢で3呼吸。左側も同様にします。

“魔法の習慣”No.42

椅子には深く腰掛けないようにしよう

40代女性は忙しい方が多いので、まとまった運動の時間が充分にとれません。そこで**日常生活での運動量を増やす**ことも目指していきましょう。

例えば、まずは椅子に浅めに腰掛けてみましょう。

椅子に浅めに腰掛けて、背筋を伸ばし、すぐ立ち上がれるように座っていると、動きやすくなります。

また、背筋を伸ばすと骨盤が立ち、姿勢もよくなります。パソコンを使用しているときも、背筋を伸ばしていると猫背になりにくくなるので、肩こりを予防できます。

浅めに腰掛けるとそのほかにも良いことが多くあります。

食事のときなどは、どしっと座っているとついつい食べ過ぎてしまいます。浅く腰掛ければ食事中もちょこちょこ動くようになり、だらだら食べることを防げます。

テレビを見ているときも、どしっと座ってしまうと、ついついぼーっと見てしまいますよね。

浅く腰掛ければ、ながらエクササイズをしようという気になりやすくなります。

いろいろな場面で浅めに腰掛けると次の行動に移りやすくなりますので、体を動かすことが多くなります。

体を動かすクセがつくと、体を動かしやすくなります。なにごとも習慣化が大事です。良い習慣を身につけて、日常生活で運動量を増やしましょう。

スリムな人はよく動きます。腰が軽く、立ち上がって動くことを苦にしません。椅子にもどかっとは座っていないで、浅めに腰掛けてすぐ立ち上がります。

もともとせっかちさんが多いようで、どしっと座って待っているより、動いているほうがいいというタイプです。

ちなみにスリムな人は行動も早いです。体を動かすのがクセなので、行動も早くなるのでしょうか。

お客様でもお着替えやお支度が早い方が多いです。伺うと、せっかちさんなので、エスカレーターは歩いて、電車がきたら走るそうです。良いと思ったことを実行に移すことも早いですね。

美容についてもちょこちょこといろんなことをやっています。

続かないことも多いのですが、とりあえずやってみるということが良いようです。

"魔法の習慣"
No.43

内転筋を鍛えると、脚がきれいになり、膝痛も防げる！

内ももの筋肉、内転筋は40代女子にとって腹筋や背筋と同じく、とても大切です。40代にはいると筋肉が落ちてきますが、内ももの筋肉は特に落ちやすくなります。これはなぜかと言いますと、歩く際に外ももの筋肉ばかり使ってしまい、内ももが使われないからです。

外ももには体の中で1番太くて大きい大腿四頭筋がついています。

エステでもマシーンなどで分解した脂肪を体外に排泄させるためにEMS（低周波マシーン、強制的に筋肉を動かす）で筋肉を動かすときは、太ももの前の外側の筋肉を動かします。1番大きな筋肉なので、動かしやすいからです。

外ももの筋肉ばかりを使っていると、歩くときにがにまたになってしまいます。すると**脚の骨も曲がってきて、O脚になります。また骨盤も開いてきます。**

骨盤が開くとさらに脚の骨も外側に広がり、内ももに力を入れにくくなり、内ももの筋肉はどんどん落ちてしまいます。

他にも、美容というよりは、健康面で重大な問題がでてきます。膝痛です。**がにまたになると、膝に負担がかかってしまいますので、膝痛の原因になる**のです。

このような事態をさけるためにも、内ももの筋肉を鍛えましょう。

簡単な方法は、まず**座っているときや立っているときに内ももを意識します。**

座っているときには足を閉じる習慣をつけましょう。無意識でも閉じるようになるまで、意識的に閉じるようにしましょう。

立っているときにお尻と内ももに力を入れるようにしましょう。これだけでもだいぶ内ももの筋肉が落ちることを防いでくれます。

歩くときにもお尻の穴を引き締めて歩きましょう。自然と内ももにも力が入ります。ヒップアップ効果も抜群です。

積極的に鍛える場合は、椅子に浅く腰掛けてももの間にペットボトルをはさんで両足で力をいれて落ちないようにします。

10~20分くらいはさんでいると、内ももの筋肉の良いトレーニングになります。

テレビを見ているときなどにしてみてください。座り仕事の方ははさみながら仕事をしてもいいでしょう。1日3回くらい習慣化してやってみましょう。

また、内ももの筋肉、内転筋を鍛えることは脚痩せにとってても大切なこと。

太ももだけ太いという方は、内ももの筋肉が少なく、上手に使えていません。

太ももの前がぱーんと張ってしまい、見た目にも威圧感を増してきます。

太ももや外側に脂肪がつきやすいので、幅も広くなってきます。

また、太ももの裏も見えないながらも脂肪はついています。

脂肪がついているところはセルライトも発達してしまいます。

そして、1度ついたセルライトは落ちにくいので、さらに太くなるという悪循環になってしまっています。

脚痩せはエステでもとても難しいのですが、**筋肉の動かし方を変えると、筋肉や脂肪のつき方も変わります。**サロンでも脚をきれいにするために、内ももをしっかり使って筋肉を鍛えるようにお伝えしています。

また、骨盤を矯正して、立ち方を変えると、筋肉の動かし方が変わるので、脚のラインがきれいになりますよ。

"魔法の習慣"
No.44

骨盤底筋を鍛えれば尿漏れが防げる

骨盤底筋はその名前のとおり骨盤の底にあります。膀胱や直腸などを支えており、尿道や肛門などを締めるために使います。**この筋力が低下すると尿漏れが起こりやすくなります。**また骨盤底筋の衰えは頻尿や便秘の原因にもなりますので、しっかりと骨盤底筋体操を習慣化しましょう。

●骨盤底筋体操

①座った状態でお腹と腰の力をゆるめ、肛門と膣をしっかり締めて呼吸をします。
②息を吐いたら、肛門と膣の力をゆるめます。

ポイントはしっかり締めるときに肛門と膣を体の内側に入れ込むようなイメージをもつことです。一度に5回を1日何回か行いましょう。1週間くらいで効果がでます。

"魔法の習慣" No.45

呼吸を極める

人は1日2万回くらい呼吸をしています。

せっかくこんなにたくさん行うのですから体に有益な方法で行いましょう。

サロンで指導している日常の呼吸は、鼻から吸って、鼻から吐く**「鼻呼吸」**です。

大気中にはごみ、公害、花粉、ウィルス、最近ではｐｍ２・５など体に取り込みたくないものも含まれていますが、鼻は鼻毛があるので、多少防いでくれます。

鼻がつまっているときは、口で呼吸するしかないのでマスクをしましょう。

口で呼吸をすると有害物が全部体に入ってしまいます。のどにも直接当たり、炎症を起こし、風邪をひきやすくなります。マスクをすればこれらを多少は防いでくれます。

吐くときも無駄に口をあけるよりは、口を閉じたまま鼻から吐きましょう。


呼吸の方法は次のとおりです。

①胸を開いて肺を圧迫しないようにして
②お腹をふくらませて空気を入れます
③吸いきったら、お腹をへこませて鼻から吐き、腹筋をつかって、お腹をペタンコにします

まず、胸を開くと肋骨が動きやすくなり、肺に空気が入りやすくなります。

そして、お腹の筋肉を使って、お腹を膨らませて、肺に空気を一杯入れましょう。

お腹の筋肉が少ないとお腹を膨らませることができません。腰痛でお腹を膨らませることが苦手な方も多くいますがこれは腹筋が少ないことで腰痛がひどくなっているのでしょう。

吐くときはお腹をへこませて、腹筋を使って、ペタンコになるくらいへこませましょう。ここでしっかり腹筋を使うと、お腹の筋肉運動にもなります。

お腹はへこますと本当にへこみますので、息を吐くときは、お腹がペタンコになるイメージを持ちましょう。

この3つのステップの呼吸は、日常の呼吸の方法です。常に意識してこの呼吸をすることをおすすめしています。

この呼吸をすると、良いことがたくさんあります。

まず、お腹の筋肉を使いますので、筋肉が増えます。

胸を開くことにより、肋骨が動きやすくなり、肋骨と腰骨の間が広がり、ウェストのくびれができます。

呼吸が内臓を刺激するので、内臓の温度が上がり、体温が高くなります。

酸素を多く取り込むことができるので、体全体の代謝機能がよくなります。

深い呼吸をすることになりますので、自律神経が整い、副交感神経が優位になり、脳の緊張をゆるめ、リラックスしやすくなります。

内臓が動き、腸も動き、脳もリラックスするため、便秘の解消になります。

このように、この呼吸は美容、健康、ストレス緩和にもとても良い方法です。

お客様でも、仕事でイラッとしたときにこの呼吸をして気を鎮めると、気持ちが楽になるという方がいます。

私もいつもこの呼吸を心がけています。この原稿を書いている今も、パソコンに向かいながらも胸を開いてこの呼吸をしています。心なしか、頭の回転も速くなる気がします。

また、ヨガをするときにこの呼吸を心がけると、1時間のヨガで500グラムから1キロくらい体重が落ちます。

体全体の代謝が上がり、脂肪燃焼効果があるのだと思います。

週に1回ヨガをしている方が呼吸をきちんと心がけたら、たくさん食べても体重が増えにくくなったと喜んでいました。

ただし、常にこの呼吸法が最善というわけではありません。

呼吸については、リラックスする呼吸と、筋肉運動になる呼吸があると思いますので、その方がその呼吸をいつするかと、なにを目的としているかで変わってきます。

ダイエットのための腹筋を鍛える腹式呼吸を教えたところ、寝る前にやっていたら眠れなくなったという方がいました。

交感神経が優位になってしまったので、運動直後と同じようになり、興奮して眠れなくなってしまったのです。

また、便秘の方が寝る前にリラックスする呼吸をすると、翌朝排便がスムーズになるというお話をよく伺います。

呼吸については、まずは日常の呼吸を実践してみてください。

お腹をへこませたい方は、お腹の筋肉をしっかり使って気合を入れて膨らませてからへこませてください。かなり運動になります。ただし寝る前はおすすめしませんが。

リラックスしたいときは、日常の呼吸を力を抜いてゆっくりとおこなってください。副交感神経が優位になり、脳もリラックスできます。

“魔法の習慣”No.46

口を閉じることはメリットがいっぱい！

普段生活をしているとき、口を閉じていますか？

話すとき、食べるとき以外はできるだけ口は閉じて生活しましょう。

口を閉じると鼻で呼吸をすることになります。鼻呼吸のメリットは先ほどお話ししたとおりですが、口を閉じると顔のたるみの予防になるというメリットがあります。

口を閉じていると口の周りの筋肉を使っていますので、筋肉の衰えを防ぎ、あごの周りのたるみを予防してくれるのです。

また、口呼吸をすると口の中が乾き、体全体の水分も不足しますが、鼻呼吸をすると肌も水分量を保つことができますので、うるおいを保持することができます。

さらに、虫歯、口臭を防ぐことにもなります。

口呼吸をしていると口が乾燥して唾液が出にくくなりますが、鼻呼吸をしていると、口の中に出ている唾液が虫歯菌を殺菌し、口臭の原因となる細菌を流してくれるため、虫歯や口臭を防ぐことができるのです。

健康と美容のために、できるだけ鼻呼吸を意識して行いましょう。

そうは言っても、なかなか長年の習慣は変えられないかもしれません。

つい口呼吸をしてしまう方のために、口呼吸から鼻呼吸に変える方法を紹介します。

●口の周りの筋肉を鍛えます

お顔の筋肉を鍛えるという項で紹介していますが、「あ、え、い、お、う」を5秒かけて言いましょう。

●鼻で呼吸する練習をしましょう

腹式呼吸を口を閉じて行います。「呼吸を極める」の項も参考にしてください。

●寝るときに口にマスクをします。鼻は出します

この方法は口呼吸を改善するだけではなく、風邪の予防にもなりますので、冬の風邪をひきやすい時期におすすめです。

もしも前歯の影響で口を閉じるのがつらいのでしたら、舌を前歯の後ろ辺りにつけて、気道を塞ぎ、鼻で呼吸するようにするといいでしょう。

また、猫背で首だけが上がっていると、口が開きやすくなります。姿勢と見た目が悪いので、背筋は伸ばして口を閉じることを心がけましょう。

私がバリ島に行ったときに道端で若い男性が若い日本人女性に「かわいいね〜」などと声をかけているのをよく見かけました。

中国人や韓国人と間違えることなく、ちゃんと日本人に声をかけています。

なぜわかるのか尋ねてみると、「日本人は口を開けているからわかる」とのこと。そういわれてみると、確かに日本人は口をぽかんと開けて歩いている人が多くいます。

世界的にみて日本人は口呼吸の人が多いと指摘するお医者様もいます。

主な原因は日本人の離乳の時期が早いからだそうです。海外では3歳くらいですが、日本人は1歳くらいです。赤ちゃんはミルクを飲んでいるときは鼻呼吸ですが、1歳くらいで離乳してしまうと、鼻呼吸を覚えるうちに口呼吸になってしまうそうです。

また、日本語は発音が悪くとも通じるため口周辺の筋肉が鍛えられにくいようです。

口呼吸は国民的な習慣になりつつありますので、意識して鼻呼吸にしましょう。

“魔法の習慣”No.47

「顔筋トレ」で顔の筋肉を鍛えて、たるみやしわを改善する

年齢とともに顔のたるみは気になってきますよね。

エステでも「顔のたるみ」は30代以降のお客様が反応するキーワードです。

顔のたるみを防ぐためには、まず筋肉を鍛えましょう。顔筋トレです！

年齢とともに筋肉は落ちていきますがそれは顔の筋肉も同様です。

体の筋肉は鍛えている方が多いのですが、顔の筋肉を鍛えていますという方は少なく、ここは意外な盲点です。

顔の筋肉は、体と違い小さい部位ですので1日数分あれば鍛えられます。手軽にできて大きな結果を期待できます。

顔のエクササイズで多少間違えた動作をしていると表情しわができる可能性がありますが、少しの時間でしたら、表情しわも防げますので、長く行うよりは1日数分にすることがおすすめです。

顔のたるみは顔のむくみも原因となりますが、**顔の筋肉を動かすことにより、静脈**

やリンパの流れを促すことになりますので、むくみにも効果的です。

疲れている日やお酒を飲んだ日の翌日など、なんだか顔がむくんで丸い、膨らんでいる、大きく見えるという朝は、ぜひ顔の筋肉を動かしてみてください。

毎日きちんと行っていると、むくみやたるみもなくなり、小顔効果が期待できます。

ここでは私が顔ヨガのレッスンやフェイシャルエクササイズに出て習得したもののなかで、特に効果的なエクササイズを紹介します。

サロンのお客様も、毎日少しだけお顔のエクササイズを行うとあご周りがすっきりしたり、目の周りのしわが少なくなったりすることを実感しています。

注意点がひとつあります。

表情しわを防ぐために、エクササイズの前に美容液、乳液、クリームなどをたっぷり塗ってください。

また、筋トレの一種ですので、多少疲れを感じるのは仕方がありません。筋肉が鍛えられている証拠ですので、がんばりましょう。

●頬とあごのたるみをとるエクササイズ

①背筋を伸ばして上を向く。
②舌を出して横に動かす往復30回。
③舌を出して縦に動かす上下30回。

●ほほのたるみとほうれい線を予防するエクササイズ

①口を閉じる。
②舌先を口の中から唇の周りにつけて、2秒くらいかけて右回りに回す20回。
③同じように左回りに20回。

●ほほのたるみとほうれい線を予防するエクササイズ2

①大きな口で息を吐きながら「あ〜」と言う。口は横ではなくたてに開ける。（5秒）
②同様に「え、い、う、お」と続ける。

●額のしわと目の上のたるみを予防するエクササイズ

①おでこを親指をのぞく4本の指で押さえる。右側は右手で、左側は左手で。
②おでこにしわができないように、しっかりおさえながら両目を見開く。
まぶたの筋肉しか使えないので、あまり開かないですが、まぶたの上の筋肉をしっかり意識して動かします。30回くらい。
※このエクササイズは老眼予防にも効果的です。

このエクササイズをすることで、おでこにしわを寄せずに目を開くことができるようになります。慣れてきたら、鏡の前で手を離して数回、目を見開いてみて、おでこにしわができていないか確認してみましょう。

また、おでこのしわは見上げるとできやすいので、日ごろから背筋を伸ばして、あごを上げて少し見下げるようにするくらいがいいでしょう。首のしわも予防できますよ。

まぶたも、年齢とともにたるんでしまいます。

ひどくなると眼瞼下垂となり、手術が必要になることもあります。まぶたの筋肉が衰えることが原因ですので、まぶたの筋肉を鍛えることはとても大切なことです。

“魔法の習慣” No.48

ほうれい線やしわを予防するお手入れとは

筋肉は使っていると鍛えられます。衰えも防げます。

顔の筋肉も同じです。顔の筋肉は表情をつくるときに使います。よく笑い、よく話し、顔の筋肉の衰えを防ぎましょう。そうすれば、ほうれい線やしわの予防にもなります。

私はサロンでいろいろな方の顔のお手入れをしているのですが、顔の筋肉の大切さを痛感します。

エステサロンのフェイシャルコースを受けると、顔のたるみがなくなり、きゅっと引き締まった顔になります。

フェイシャルマッサージは顔の硬くなった筋肉をほぐして、元の位置に戻すからです。また、リンパや静脈の流れもよくなるため、余分な水分が流れてむくみがとれ、ひきしまった印象になります。


筋肉が衰えていない方ほど、この引き上げの効果も高く、引き上がりのもちもよく

なります。

また、ご自分で顔をケアするための、肌の上でころころさせるローラーのついた器具が流行っています。お持ちの方も多いですよね。

これも、顔の筋肉に働きかけるので、筋肉が衰えていない方のほうが効果が出ます。少し高価な生体微弱電流が流れるローラーもありますが、その原理は筋肉の位置を引き上げて、生体微弱電流を流すことにより、その位置を筋肉に覚えてもらい、たるみを引き上げるものです。

ですから、やはり筋肉がポイントになります。

親のかたきのようにひまがあればず～っとやっている方がいるようですが、長くやるよりお顔のエクササイズを併用するほうが効果的です。

顔の筋肉を鍛えると、たるみやしわの予防のほかにも、肌自体にも良いことがたくさんあります。

血液とリンパの流れがよくなることにより、肌に栄養が届けられ、老廃物も流れ、血色がよくなり、うるおいが生まれ、顔の色がワントーン明るくなります。

肌のターンオーバーも整うので、しみ予備軍もできにくくなります。

「顔の白さは七難隠す」ということわざがありますが、**40代女子にとっては「顔の筋肉は七難隠す」です。**

予防と書きましたが、できてしまったほうれい線やしわも薄くすることができます。

しわとたるみは筋肉の衰えだけではなく、肌の老化も大きな原因ですので、化粧水や美容液、乳液、クリームでしっかりとお手入れをしてください。

塗り方にポイントがあります。

しわは伸ばして、たるみは引き上げて、毛穴の形を整えてからしっかり塗りこみましょう。

これだけでも少し違いが出るはずです。

"魔法の習慣"
No.49

笑顔の練習「にこっ」と笑うより「ねこっ」と笑う

顔の筋肉を使った笑顔を練習しましょう。

笑顔の筋肉の使い方はとても大切です。

あなたは笑ったときに口を「に」の形にしていますか。

「に」の形にするとほほが横に広がり、目の横に笑いしわができやすくなります。

「に」ではなく**「ね」の口の形で笑いましょう。**

女優さんたちは「ね」で笑っています。

女優さんの笑顔を作ることができ、さらに笑いしわも防げます。

そして、この笑い方はお顔の真ん中の筋肉、上唇挙筋《じょうしんきょきん》を使いますので、お顔が立体的に見えます。

私のサロンでは、小顔矯正もしていますが、頬骨と頬筋を引き上げて上唇挙筋を前に出し、顔を立体的にします。

顔を立体的に見せるためにも大切な筋肉ですので、この筋肉を使って笑顔を作りま

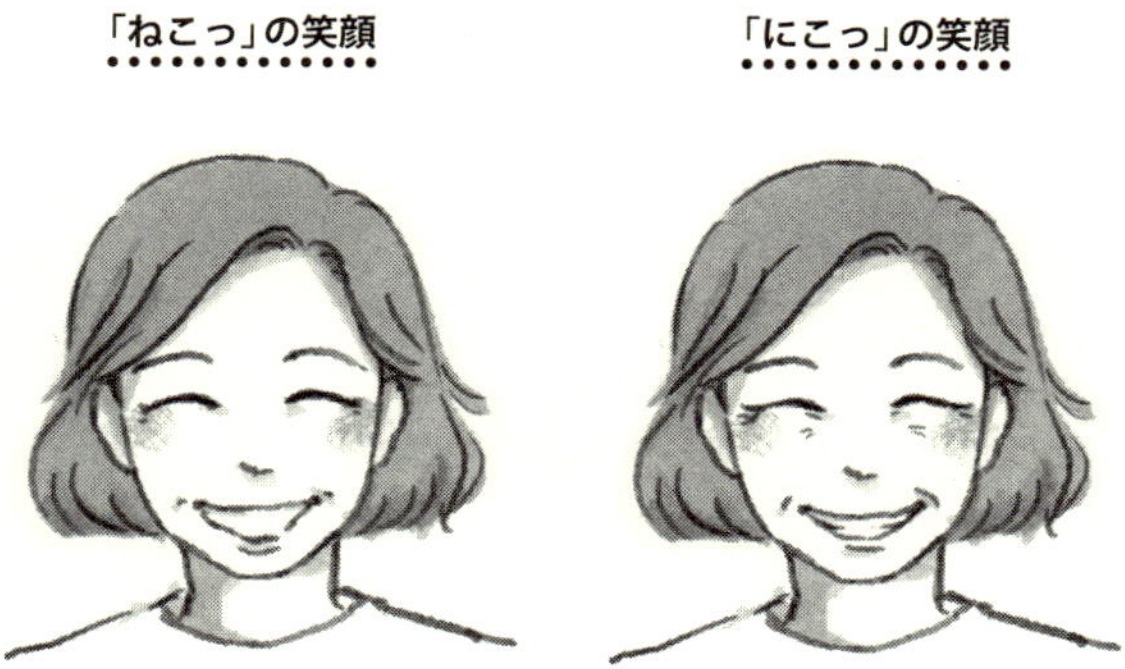

しょう。

そして、目も笑うようにします。

笑顔のときでも目が笑っていないと目の周りの筋肉が硬くなり、目の下がたるみやすくなります。

ただし、あまりに細めると笑いしわができてしまいます。鏡を見て、笑いしわのできない範囲を研究してみてください。

また、口角も上に引き上げましょう。

「ね」の口の形で笑いながら口角を上げるのはわりと難しいので、唇の上の筋肉とほほの内側の筋肉が疲れてきます。

この疲れが筋肉を鍛えますので、がんばりましょう。

笑顔の練習は朝メイクをするときがおすすめです。

鏡を見ながら5回ねこっと笑顔の練習をしてみてください。「笑うかどには福が来る」ですので、1日を素敵な笑顔ではじめましょう。

ちなみに顔を笑顔にすると、別に楽しくなくても脳から良いホルモンのセロトニンが出るそうです。

口角を上げているだけで、脳は楽しいと勘違いしてくれるのです。

セロトニンは緊張を緩め、心を安定させるホルモンですので、幸せホルモンとも呼ばれています。

素敵な笑顔で幸せを呼び寄せましょう。

魔法の習慣 No.50

歯磨きの最中のエクササイズで下半身を美しくしよう

歯磨きはみなさん最低1日2回はしていると思います。

手と顔は使われていますが、脚は使っていませんので、脚のエクササイズをするにはとても良いチャンスです。

また、毎日歯磨きをしますので、習慣化すると、毎日楽にエクササイズをすることができます。

歯磨き中におすすめのエクササイズを紹介します。

①脚のむくみをとるエクササイズ

脚を肩幅くらいに開いて、背伸びをします。(20回)
膝を伸ばしたまま行ってください。
足首とふくらはぎを使いますので、脚のむくみが楽になります。

②体の重心をかかとに乗せるエクササイズ

脚を肩幅くらいに開いて、体の重心をかかとに乗せます。足の指側を上げます。（20回）

膝を伸ばしたまま行ってください。①の反対の動作です。最初はふらつくと思いますので、注意しながら行ってください。かかとに重心を乗せる練習にもなります。

足首を使いますので、このエクササイズも脚のむくみが楽になります。

③脚を伸ばしたまま横に上げるエクササイズ

脚を伸ばして横に上げます。（20回）

脚全体の筋肉が鍛えられます。

④おしりの筋肉と骨盤底筋のエクササイズ

両足をそろえて、脚をまっすぐに伸ばし、おしりの筋肉をきゅっと引き締めます。同時に肛門も締めます。（10回）

ヒップアップしますし、骨盤底筋を鍛えると尿漏れの予防になります。

⑤O脚が気になる方向けのエクササイズ

足のかかとをつけて、指のほうはこぶし1個分くらい開けます。

膝の向きを足先と同じにして、内股にならないようにします。

脚の間をできるだけくっつけるようにして、背伸びします。

膝は伸ばします。（10回）

最初はくっつかないのですが、毎日朝晩5回くらい背伸びをがんばってみます。だんだん両膝が近づいてきます。


エクササイズは習慣化が大切ですので、せっかく毎日している歯磨きタイムを上手に利用してみましょう。

POINT

- □定期的な運動を行い、筋肉を維持する（一押しはヨガ！）
- □腹式呼吸をしながらストレッチを行う
- □椅子には浅く腰掛ける
- □座るときは脚を閉じる
- □立つときはお尻と内ももに力を入れる
- □歩くときはお尻の穴を引き締める
- □尿漏れ防止のために骨盤底筋を鍛える
- □口を閉じ、鼻呼吸を意識する
- □顔筋トレでたるみやしわ対策を行う
- □「ねこっ」と笑って幸せを呼び寄せる
- □歯磨き中のエクササイズで下半身をシェイプアップ

chapter5

生活の習慣

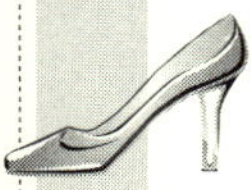

“魔法の習慣”
No.51

生活の習慣を変えると自分も変われる

40年以上生きていると、自分なりの生活習慣が身についています。これを変えるのは簡単なことではありません。人間は同じ事をすると楽なのです。でも、変わることにはわくわくする期待があります。学生時代、新学期を迎えると理由はないのですが、なぜかわくわくしていましたよね。

生活を変えると自分自身も変わります。

変えるところは思い切って変えてみて、これからの人生のためにも、体形を維持する生活習慣を身につけて、人生を身軽に過ごしていきましょう。

"魔法の習慣" No.52

朝の習慣が1日を輝かせる

朝起きてまず何をしますか？

あるきれいな女優さんが白湯を飲むとテレビで言ったせいか、白湯を飲むという方が増えている気がします。

就寝中に汗をかくと体内の水分が失われていますので、白湯を飲むことは良い水分の補給になります。

また、温かい白湯を飲むことで、内臓がじんわり温まり、徐々に働きが活発になるため、スムーズに目覚めることができます。

朝起きて日に当たることもおすすめです。

朝、日光を浴びると、メラトニンという睡眠中に分泌されていたホルモンの分泌がとまり、頭がすっきりします。

このメラトニンは日光を浴びてから15時間分泌されませんので、日中眠くなることも防ぐことができます。

また、15時間後に自然に眠くなりますので、夜も規則的に眠ることができます。

日の光を浴びると、メラトニンの分泌がとまり、セロトニンという別のホルモンが分泌されます。これは「幸せホルモン」と呼ばれ、気分が明るくなります。また体の生体リズムをつかさどっていますので、生活のリズムが整います。

そして、日の光があたることにより、ビタミンDが生成されます。ビタミンDはカルシウムの吸収を促進しますので、骨を丈夫にしてくれます。

日の光を浴びて、ストレッチなどの軽い運動を行うと、セロトニンの分泌とビタミンDの生成を促します。朝のストレッチは寝ていた体を伸ばすストレッチがおすすめですので、背伸びをするだけでも効果的です。

朝起きたときに日の光を浴びた人の方が、ＢＭＩ値が低いという報告もあります。ただし、日の光は顔に浴びると、肌の老化を早めますので、日の光を背中に浴びて行いましょう。

知り合いのアーユルヴェーダサロンの先生によると、アーユルヴェーダ的デトックス生活のためにも朝の白湯はおすすめなのですが、白湯を飲む前に、ぬるま湯でうがいをすると良いそうです。

就寝中に口の中に細菌が発生していますので、うがいをしてきれいにしてから白湯を飲んでください。

まとめてみますと、朝起きたら、

①カーテンを開けて日の光を少し浴びる
②ぬるま湯でうがいをする
③白湯をカップ一杯飲む（100〜200ml）
④日の光を背中に浴びながらストレッチ

という方法はいかがでしょうか。

私も実践していますが、目覚めがすっきりします。

5分あれば充分ですので、時間がないという方は朝5分早く起きてみてはいかがでしょうか。

1日の始まりが変わります。なかなか難しいのですが、人生が5分延びる気がしますので、一度試してみてください。

"魔法の習慣" No.53

朝ごはんを食べよう

朝は1日のスタートです。きちんと必要な栄養をとり、体をスタートさせましょう。

私は夜ご飯を8時までに食べるようにして、朝ごはんは8時に食べます。

食事の習慣の項でも書きましたが、健康と体形のために、食事の時間を規則正しくすることには全力を注いでいます。

そして、体を温めて食事誘導代謝熱を発生させるために、温かいお味噌汁を飲み、朝から血糖値を急激に上げないように、必ずご飯を食べる前に野菜料理を食べています。

夕食から12時間以上あけることができる方にはおすすめのメニューです。

〈おすすめ朝食〉

・味噌汁（酒かすと生姜をいれる）

・生野菜と温野菜をまぜたサラダ　ドレッシングは酢とオリーブオイルと塩コショウ

・ご飯（玄米、胚芽米、麦、雑穀）お茶碗半分

・シラスまたはじゃこ大スプーン1杯以上サラダやご飯にかけて
・納豆または生卵をご飯にかけて（1日おきに交代）
・海藻　納豆にめかぶを入れたり、味噌汁かサラダにわかめを入れたりして
・黒ごま大さじ1杯を味噌汁にいれる
・トマトジュースにアマニ油またはえごま油を中さじ1杯いれる
・りんご4分の1（またはキュウイ半分、イチゴ3つ、ぶどう5粒など）

結構ボリュームがあり、お腹が一杯になります。

私の主人もこの朝食を続けていますが、そのおかげか、コレステロールと血糖値が下がり、体重も高校生のときに戻りました。

ポイントは、**納豆や味噌などの発酵食品をとり、腸の環境を整える**ことです。

納豆が嫌いな方は、酒かすを味噌汁に入れる、金山寺味噌をごはんやおひたしにかける、すぐき漬けを食べるなどが発酵食品をとるおすすめの方法です。

朝はパンという方は、できればライ麦パンや全粒粉パンを。マーガリンは塗らないで、バター、オリーブオイル、ジャム、黒ごまペーストなどを少し塗りましょう。

野菜や卵をはさんでサンドイッチにしてもいいでしょう。そのようなときも、主食の前に野菜を食べることが必要ですので、野菜サラダは別に用意しましょう。

また、温かいスープもあるといいのですが、クリームスープはカロリーが高いので、コンソメスープに野菜をいれて作りましょう。

本当はパンにはあわないのですが、お味噌汁がおすすめです。お味噌汁は飲む点滴とも言われていますので、朝にぜひ1杯食べておきたい食品です。

朝、時間のない方は、前日におにぎり(玄米、胚芽米、麦、雑穀玄米)を作り、お味噌汁(インスタントでも仕方ありません)、果物と一緒に食べるのもいいでしょう。

市販のサンドイッチや菓子パンで済ますということは、避けてください。

たまに食べるのは仕方ありませんが、カロリーはとれますが栄養はとれません。パンにはさまれた野菜は量も少ないですし、マヨネーズにまみれています。

血糖値も急激に上がりますので、痩せにくくなります。食品添加物も気になります。

よくカフェで朝ごはんを食べるという方は、トーストにしたほうが無難です。ゆで卵か目玉焼き、サラダをつけるとバランスもよくなります。

前日の夕食の時間が遅い場合は、軽く済ませましょう。

夕食から7～9時間以内に朝ごはんを食べると、胃に負担がかかります。

ただ、多少栄養をとらないと、脳が働きませんので、血糖値を急激に上げない軽い朝食をとると良いでしょう。

おすすめは、少し温めたトマトジュースに黒ごま中さじ1杯、アマニ油またはえごま油を中さじ1杯いれたものか、お味噌汁に黒ごま中さじ1杯いれたものです。

自作のスムージーも良いのですが、体を冷やすので、にんじん、生姜、黒ごまを入れて、冷えを防ぎましょう。

朝食を軽めに済ませた方は、昼食に注意が必要です。

前日の夕食との間があいてしまいますので、ここで急にたくさん食べてしまうと、体に脂肪としてため込みやすくなります。また、血糖値も急激に上昇します。

定食などのバランスの良い食事にして、野菜から食べるようにしましょう。

“魔法の習慣” No.54

体温を上げよう

40代女子にとって、冷え性や低体温は大敵！

体温が1度下がると基礎代謝が下がるので、1年で7キロ太ってしまいます。また免疫力も30パーセントダウン。太りやすく、風邪をひきやすくなってしまいます。

理想の体温は36・7度。

これは体内の酵素が1番働く温度です。酵素の働きで熱量代謝や免疫力が変わりますので酵素をしっかりと働かせることが体の機能維持のためには大事なのです。

ただ、女性は高温期や低温期がありますので、だいたい**36・5度から37・1度**くらいが理想です。

36・5度以下の人は低体温のおそれがありますので、美しく健康でいるためにも体温は36・5度以上に保ちましょう。

40代女子にぜひ習慣にしてもらいたいことを紹介します。サロンでもお客様におすすめしています。

①お風呂は湯船に入りましょう

毎日は無理でしたら週に3回でも良いので、お気に入りの入浴剤をつかって、リラックスしながら温まりましょう。ストレスの緩和にもなります。

シャワーだけという入浴はやめましょう。

食事の時間を規則的にすることと同じくらいに、湯船につかるということはぜひ実践していただきたい項目のひとつです。

おすすめの入浴方法は、42度くらいの気持ちのよい温度のお湯に、肩まで10分くらいつかることです。うっすら汗をかくまでが目安です。体内温度が高くなります。

半身浴は時間がなくてできないという方も、10分くらい気持ちよくお湯につかってみましょう。

②温かい服装をしましょう

夏でも薄着をしないようにしましょう。とくに冷房対策をしっかりしてください。

腹巻や腰にミニカイロを貼ることをおすすめしています。

長い時間、体を冷やすことになりますので、腰回りをしっかり温めましょう。

冬は首、足首、手首を温めると体全体が温まります。

③冷たい飲み物を飲まないようにしましょう

夏はついつい冷たいものを飲んでしまいますが、癖になってしまいますので、温かいお茶を飲む習慣にしてみてください。

とはいっても猛暑なら冷たいものが飲みたいという方は、まず冷たいお水を2、3口飲むと落ち着きますので、その後は温かいものを飲みましょう。

ついついカフェでアイスコーヒーをオーダーしてしまう方も、まず冷たい水で気を落ち着かせて、ホットコーヒーをオーダーしましょう。

私も30代までは基礎体温は36度前後でした。

そこで、

・週に3回はスポーツクラブのサウナに入る

・冷たい飲み物は飲まない（ビールだけは飲んでしまいますが）

・毎朝お味噌汁を飲む
・冷房の中では長袖を着る

これを徹底しましたら、2年後に基礎体温が36・5~8度くらいに上がりました。体温を上げるということは、体質を変えることですので時間がかかります。自分の冷やし癖を見直して、冷やさない習慣をつけましょう。

その他お客様が行って効果が上がった方法は、**しょうがを毎日とる**こと。親指半分くらいの量を、温かいスープやみそ汁に刻んで入れます。体温が35度8分くらいの方が1か月続けたら、36度を超えました。

他にも、筋肉が増えると体の発熱量が増えます。とくにインナーマッスルを増やすことが必要です。体温アップのために効率が良いのは、大きな筋肉がついている脚を鍛えることです。歩いたり、スクワットをしたりするのがおすすめです。

私の主人は、運動していて筋肉があり、体温も36・5度以上あるのに、冷え性がひどく、冬は手足先が冷えて眠れませんでした。末端の血管が弱くて血の巡りが悪くなっていたのです。

原因はストレス。体温を上げても冷え性が治らない方は、同じことが考えられます。ストレスを緩和して、血の巡りを良くしましょう。

ストレスの緩和が難しい場合は、chapter3の血管年齢の項を参考に、血管を丈夫にするための対策を試してみてください。

主人も毎日魚を食べて血管が丈夫になったら、手足の冷えも楽になりました。

“魔法の習慣” No.55

寝る前にふくらはぎのマッサージをしよう

ふくらはぎのマッサージは、意外にもダイエットの効果があります。私も主人と一緒に1週間続けていたら2人とも体重が減りました。

ふくらはぎは第二の心臓といわれていますので、マッサージを行うと下半身と全身の循環が良くなり、代謝が上がるので、結果的に体重が減るのだと思います。睡眠も深くなりますので、一石二鳥です。

寝る前に両足を合計5分くらいでいいので、マッサージを行ってみてください。

クリームやオイルを塗って、足の指から始めて、足の甲、くるぶし、膝下の前側、ふくらはぎを、足の先から膝に向かって流すだけです。

ぶちぶちした感触は老廃物ですので、ぶちぶちを軽くつぶすように流します。

ふくらはぎは少しもみます。

クリームは、ボディクリームでも良いのですが、筋肉疲労を回復するクリームや老廃物を排泄するスリミングクリームの効果が高いようです。オイルでも構いません。

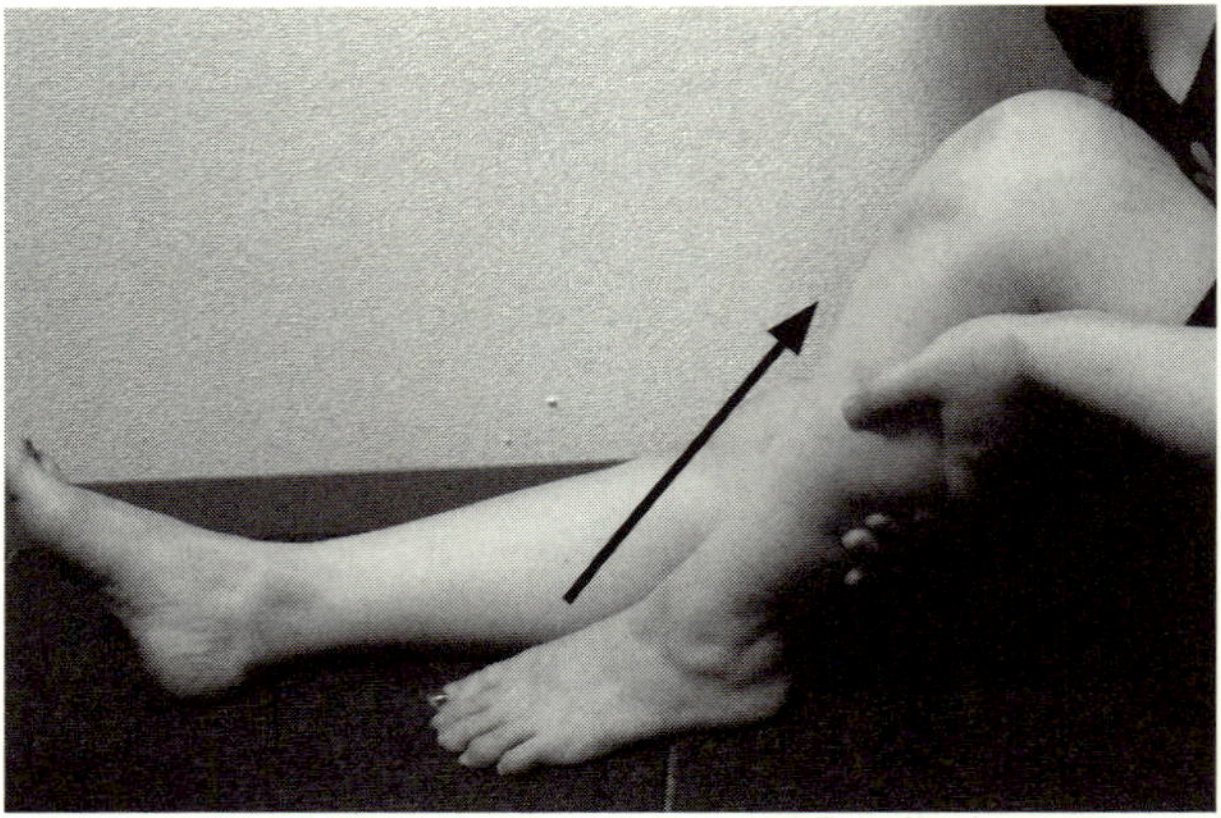

先足から膝に向かって流します。

私は夏の間は筋肉疲労を回復するクリームかスリミング効果のあるクリームを使います。少しすっとする成分が入っているので、足のほてりも抑えられます。

冬は少し発熱作用のあるクリームを使います。塗ると温かくなるハンドクリームを使っているのですが、足にも使うと温まります。皮膚が乾燥してかさかさするのも防ぐことができます。

お客様でもスリムな方は、寝る前に足をマッサージする習慣のある方が何人もいます。

最初は面倒ですが、続けると翌日の足のだるさが違うので、毎日やるようになるそうです。

"魔法の習慣" No.56

睡眠前の習慣で体と心のゆがみをリセットする

40代はとても忙しい時期なので、日常的に睡眠時間が短い方が多いです。

ご家庭の主婦は、ちょうどお子さんが中学生、高校生になり、朝のお弁当のために早起きをしなければならない方が増えます。また、独身の方もお仕事が忙しくて帰宅が遅くなったりと、寝ている時間がどんどん短くなりがちです。

ただ、この時期に体に疲れをためると、次に控える更年期がつらくなります。

ですので、**まずは睡眠時間を確保しましょう。できれば6時間から7時間はとりたいですね。**

また、サロンでは寝る前にストレッチをおすすめしています。軽い腹式呼吸をしながら、ゆっくりストレッチをすると、1日の体と心のゆがみがリセットされます。

最近おすすめしているのは、**寝る前のストレッチ中にその日にあった良いことを3つ思い出す**ことです。

たとえば、信号待ちが少なかったとか、温かいお風呂に入って気持ちよかったとか、おやつに食べたお饅頭が美味しかったとか、なんでもいいので良いことを3つ思い出してみてください。

数日続けると、起きている間も良いことがあったら、あっ、これ寝る前の3つのことにいれよう！　と思うようになるので、良いことが2倍うれしくなります。

ストレッチをして腹式呼吸をして寝ると、便秘が改善される方が多くいらっしゃいます。腸を動かすので、便通がよくなるのですね。

寝る前の腹式呼吸は病院の便秘外来でもすすめられるそうです。

また、最近は寝る前までスマホを見ている方が多いのですが、スマホやパソコンを使っていると、自律神経の交感神経が優位になってしまいますので、気持ちが興奮状態となり、深い睡眠をとることができにくくなってしまいます。

寝る前には本を読むことがおすすめです。

本は電磁波を発生させませんし、自分のペースで読むことができます。

小説を読んで物語の世界にはいると、現実から離れることができるので、気持ちの切り替えにもなるそうです。

本を少し読んで、「明日もがんばろう」と思って寝るのもおすすめですよ。

"魔法の習慣" No.57

明るいメイクが心を明るくする

メイクもチークやアイシャドウに明るい色をつかってみましょう。

メイクについては、40代女子はきちんとしましょう。若いうちはノーメイクでも大丈夫なのですが、そろそろお肌のくすみやしみ、毛穴が目立ってきます。

また、紫外線からお肌を守るためにも、日焼け止め、ベースクリームをきちんと塗って、ファンデーションもつけましょう。

ベースをきちんと塗れば、ファンデーションは薄くても大丈夫です。お肌のくすみと毛穴を隠してしまおうとして厚く塗りすぎるとかえって老けて見えます。

女性はメイクをするとテンションも上がり、明るくなります。心とお顔のためにも明るくメイクしましょう。

ただし、週に1日はノーメイクデーを作ってお肌を休ませることをおすすめします。

“魔法の習慣” No.58

アンチエイジング~酸化と糖化を防ぐ~

老化の主な原因は、年齢、酸化、糖化といわれています。

このうち、年齢については、時間の流れを止めることはできませんので、どうすることもできません。

ただし、酸化と糖化は食事や生活習慣で抑えることができます。

つまり、酸化と糖化を防ぐことにより、体を若く保ち、見た目も若くすることができるのです。

そろそろ老化が気になってくる40代女子にとって、酸化と糖化を防ぐことは老化対策、アンチエイジングの重要なポイントです。

"魔法の習慣" No.59

「体のさび」、酸化を防ごう

酸化とは、物質が酸素と結びついて変質することです。

わかりやすい例が、りんごを切っておいておくと表面が黄色く変色しますが、これはりんごの切り口が酸化したためです。また、鉄のさびも酸化です。

同じことが体の細胞にも起こります。酸化が**「体のさび」**とたとえられるのはこのためです。

酸化は活性酸素によって細胞が破壊されることで起こります。活性酸素は呼吸から取り入れた酸素の一部が変化したものです。

活性酸素はもともとは体に良いもので、体内に侵入した細菌を破壊して、わたしたちの体を守ってくれます。

しかし、何らかの原因で活性酸素が増えすぎてしまうと、細菌だけではなく、正常な細胞を破壊してしまうのです。

体が酸化すると、肌の老化、動脈硬化、がんなどのさまざまな悪い影響があります。

活性酸素が増える原因はいろいろあります。

主なものは**紫外線、大気汚染、パソコンやスマホの電磁波、たばこ、飲酒、食品添加物、偏った食事、ストレス**などです。

しかも、現代社会では環境汚染、紫外線、食品添加物など活性酸素を増やす原因があふれています。

でも、安心してください。食べ物から摂取したビタミンやポリフェノールなどの酸化を防ぐ性質を持っている**抗酸化物質が活性酸素を取り除いてくれます。**

抗酸化効果が高いおすすめの食品で手に入りやすいものをいくつか紹介します。

色の濃い野菜(にんじん、かぼちゃ、なす、トマト)/キャベツ、ブロッコリー/にんにく、たまねぎ、ねぎ、生姜/黒酢/大豆製品/日本そば/緑茶/果物、ベリー類(イチゴ、ブルーベリー、ラズベリーなど)は特に多い/アーモンド/鮭、えび、かに、牡蠣/ごま/海藻、きのこ/アマニ油、エゴマ油、しそ油、米油、オリーブオイル、ココナッツオイル/赤ワインつまり、「ま、ご、わ、や、さ、し」の食品を食べて、良い油をとっていると、抗酸化物質も充分に摂取できるのです。

お酒を飲む方も、「まごわやさし」と赤ワインで、老化を予防しつつ、楽しく飲み食べることができ、ストレスも発散され、酸化防止の効果も高くなります。

ただし、アルコールの飲みすぎは活性酸素を増やしますので、逆効果です。グラス2杯程度にとどめておきましょう。

逆に、酸化を防ぐために避けたいものは、酸化した油です。

酸化した油を摂取すると体内で活性酸素を増やす原因となります。

酸化した油を摂取しないために、揚げ油を何回も使う（1回で捨てるのがおすすめ）、古い油を使う（3か月以内くらいに使い切りましょう）などは避けましょう。

また、市販の揚げ物もできるだけ食べないほうが無難です。

揚げてから時間が経っているので、油が酸化しています。揚げ油が何度も使われて、揚げ油自体が酸化している可能性もあります。

揚げ物を食べる場合は、酸化していない油で揚げたできたてを食べるようにしましよう。

私は外食で揚げ物が出たときは、てんぷらや揚げ物の衣をはずして食べています。自分でメニューが選べるときは、頼まないようにしています。

といっても、居酒屋などでから揚げが出てくると、ついついひとつかふたつは食べてしまいますが。その場合は、サラダや果物などの抗酸化食品を一緒に食べています。


酸化は生活習慣でも防ぐことができます。

紫外線にあたらない、ストレスをためない、タバコやアルコールを控える、などです。

このように、酸化は食生活や生活習慣に気をつけることで充分防ぐことができます。

体の酸化を防ぐことができると、細胞レベルで若さを保つことができますので、体の内側から若々しくなり、お肌の老化を防ぐこともできます。

顔のお化粧を厚くするよりも、抗酸化を心がけることが、美しく、若々しく、健康でいられることへの近道です。

"魔法の習慣" No.60

「体のこげ」、糖化を防ごう

糖化はここ数年注目されている老化の原因です。

糖化とは、糖がたんぱく質と結びつく化学反応をいいます。

食品では、たとえばホットケーキの表面が熱でこんがり小麦色に変色することです。たんぱく質を含む牛乳や小麦粉と砂糖を加えて焼くために、褐色に変色します。パンやフライドポテトも砂糖を使って焼き上がりをこんがり褐色にします。糖化が「体のこげ」とたとえられるのはこのためです。

糖化は酸化と同じように体内でも起こります。

体の糖化は、体内にあるたんぱく質が血液の中にある糖と結びつく反応をいいます。

糖化反応が起きるとＡＧＥｓ（糖化最終生成物）が生成されます。

ＡＧＥｓはたんぱく質を褐色に変色させ、硬くします。残念なことに、ＡＧＥｓは一度生成されると分解されずに蓄積されます。

蓄積されたＡＧＥｓは老化を進行させ、病気の原因ともなります。

たとえば**皮膚のコラーゲンが糖化すると、ＡＧＥｓが生成されて、肌全体を黄色くくすませてしまいます。肌の弾力もなくなり、お肌が硬くなります。**

そのようなお悩みをお持ちの方は、肌の糖化が原因かもしれません。

また、40代女子にとっては、まだあまり危機感がないと思いますが、血液の中で糖化が起こると、動脈硬化の原因となります。

糖化を防ぐことは、肌の若さや健康を保つためにとても大切なのです。

●糖化の原因

糖化の原因は、文字通り、糖分のとりすぎです。

血液の中の糖分、血糖値が上昇すると起こりやすくなります。

糖分は砂糖を使ったお菓子やお米、パン、麺などの炭水化物に多く含まれます。

糖化を解消することは難しいのですが、食事や生活習慣で改善と予防をすることができます。

糖化を予防する方法を紹介します。ちなみに、糖化の予防は糖尿病の予防にもなります。

・糖化を促進させる食品を控える

砂糖、甘いお菓子、甘い飲み物、菓子パンなど甘いものを控えることと、炭水化物をとり過ぎないことです。

お米は玄米、麦、雑穀にして、一食にお茶碗軽く一杯くらいにしましょう。

・ゆっくり食べ、腹八分目にする

ゆっくり食べると食べすぎを防ぐことができます。

・食べる順番を、野菜↓肉、魚↓炭水化物の順番にする

別の項で食べる順番を紹介しています（「ベジファースト」）。まったく同じですので、参考にしてください。

・適度な運動をする

特に食後1時間は血糖値が上がった状態ですので、軽く体を動かして糖を消費してしまう方法が効果的です。

昔の人は食べたあとにすぐ寝ると牛になると言いましたが、一理ありますね。

・紫外線を防ぐ

特にお顔への紫外線は肌の表面からも糖化を進ませますので、季節にかかわりなく、肌には日焼け止めを塗り、帽子や日傘で直射日光を避けましょう。

酸化と同様に糖化も食事と生活習慣で防ぐことができます。

女性は甘いものが好きな方が多いので、ついついお菓子、菓子パン、ケーキ、ドーナッツなどを食べたくなってしまいますが、その甘いものがお肌の老化を招きます。

1万円の美容液を塗るより、甘いものをがまんするほうが、肌の老化防止になるかもしれません。

私も甘いものの誘惑には、両手で顔の肌を触って、これを食べると、肌がくすむ、黄ばむ、しわになる、硬くなる、と考えます。わりとあきらめがよくなります。

ストレスがたまらない程度に、甘いものを控えてみてください。

"魔法の習慣" No.61

大切な家族にも気を配ろう

ここに書かれたことをご自分が実践することも大事なのですが、ご家族にもすすめてみましょう。

ご家族の体形にも気を配って、生活習慣を見直してあげましょう。

私は子供はいないのですが、主人がいるので、いつも主人の体形には気をつけています。

主人は40歳くらいまでは、大学卒業当時の体形を維持していて、40歳過ぎても、大学卒業のときに作ったスーツをまだ着ることができました。

しかし、50歳を過ぎてからなんとなくお腹周りが気になるようになり始めてきたのです。

このままではメタボ一直線と危機感をいだいていたところ、健康診断でコレステロール値、中性脂肪値、尿酸値の数値が高いとの結果が。体の内側も外側のメタボに近づいていたのです。

さらに、血管年齢の検査では80代と出て、実年齢より30歳以上も高く、動脈硬化の危険もありました。

そこで、食生活は「まごわやさしい」を実践してもらうことにしました。

運動も定期的に行い、週に2回以上はスポーツクラブでピラティスやヨガをしています。

しかし、夕食で外食が続くとすぐお腹につくので、太ったらすぐ調整するという、「すぐ減らす」を実践しています。

また、間食もスナック菓子はやめ、カカオ70%のチョコ、おせんべい、みかん、ゼリーなどを食べてもらっています。

夜遅く食べる、スナック菓子を食べるということはやめて、あとは「まごわやさしい」のなかで本人の好きなものを食べさせるようにしているので、あまりストレスなく、ダイエット維持生活を送っているようです。


40代女子は家族の健康にも責任がある方が多くいると思います。

家族にも気を配ってあげましょう。家族みんなで工夫して健康な食生活を送るのも楽しいですよ。

POINT

- □朝5分早く起きて日の光を浴び、ぬるま湯でうがい、白湯を飲み、ストレッチをする
- □前日の夕食の時間にあわせて朝食を調整する
- □体温を上げて酵素を働かせる
- □寝る前にふくらはぎのマッサージを行う
- □睡眠時間をしっかり確保する
- □寝る前に楽しかったことを3つ考える
- □明るいメイクをする
- □抗酸化食品を摂取し、古い油、紫外線を避け、ストレスをためないようにする
- □甘いものは控え、食事はゆっくりと、順番を意識してとる
- □家族にも気を配る

おわりに

エステサロンには「自分を変えたい」という方が来店します。

この本を読んでいただいた方も「自分を変えたい」と思っているはずです。

その気持ちを大事にして、**まずは3日間から**始めてください。

この本にはいろいろなことが載っていますので、興味のあることから、なんでもよいのです。

始めてみて、「なにか変わったかしら」と自分のことを観察すると、自分の体を見直すことにもなります。

3日続けていくと何かが変わるはずです。そして、1週間、1か月と続けていくと、習慣になります。

本書でご紹介したことはどれも簡単なことばかりですが、ひとつひとつ積み重ねていくととても大きな効果が期待できます。

今日からはじめれば、あなたも数か月後、ひょっとしたら数日後には、その魔法のような効果を実感できるでしょう。

ただし、習慣になっても、少しやらなくなってしまうと忘れてしまいます。

忘れることは仕方がないので、1か月に一度でもこの本を読み返してみてください。

幸い、軽くて持ちやすくなっております。

読み返して「あら、そうだったわ」と気持ちを新たにいろいろ実行し直してみてください。

何もしなくても時は過ぎていきます。なにか続けていくと、実績ができてきますので、時の流れを味方につけることができます。

1日5分でも1か月では150分、2時間30分です。1年では30時間になります。

日々の習慣を少しずつ積み重ねて、人生の後半戦を魔法のように輝かせていきましょう。

【著者略歴】

伊勢田愛（いせだ・あい）

1964年生まれ。千葉県出身。

国家公務員、英語講師、英語翻訳家、ITベンチャー会社勤務、ITエンジニアなどさまざまな仕事を経験。

30代の多忙な時期にエステサロンに通い健康維持に役立った経験から、40歳のときに美と健康をテーマにしたエステサロンの経営に参加。

東京の白金台にあるエステサロン「ソフィーエステティック」（旧「アランアラン白金」）でエステティシャン、ダイエットアドバイザーとしてさまざまな年代の女性に美容とダイエットを指導。

エステティシャン向けの技術セミナー、シニア世代向けにアンチエイジングセミナーも開催。

インターナショナルエステティシャン、食生活指導士、中高老年期運動指導士、美容矯正士の資格を取得。

40代女子のための“魔法の習慣”

平成28年5月11日第一刷

著　者　伊勢田愛

発行人　山田有司

発行所　〒170-0005
株式会社　彩図社
東京都豊島区南大塚3-24-4
MTビル
TEL：03-5985-8213　FAX：03-5985-8224

イラスト　梅脇かおり / shin / PIXTA(ピクスタ)
印刷所　新灯印刷株式会社
URL　http://www.saiz.co.jp　https://twitter.com/saiz_sha

 ISBN978-4-8013-0143-6 C0177
落丁・乱丁本は小社宛にお送りください。送料小社負担にて、お取り替えいたします。
定価はカバーに表示してあります。